Abnehmen mit Schüßler-Salzen

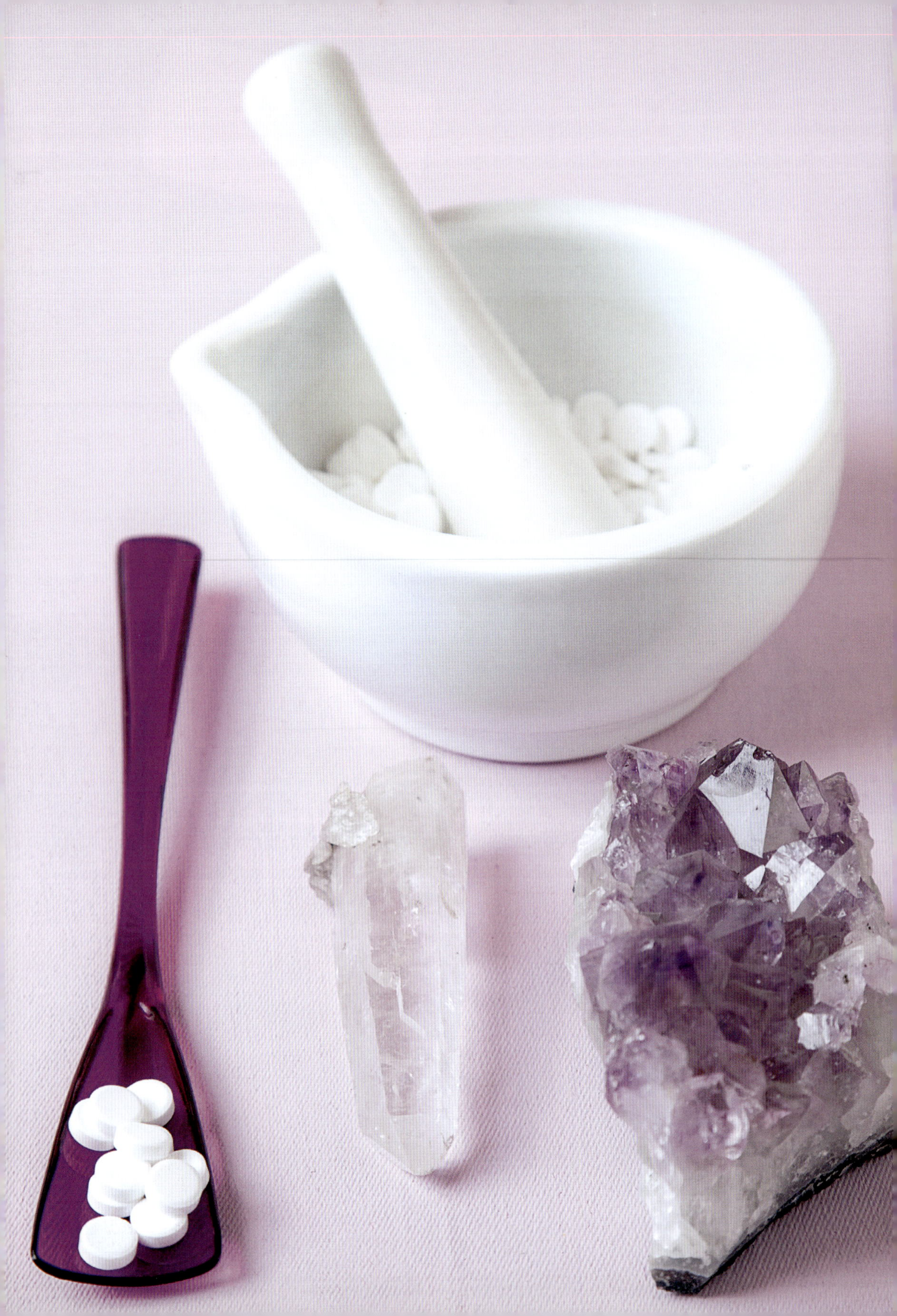

Dr. Dorothee Brida-Englisch

Abnehmen mit Schüßler-Salzen

Das Vier-Wochen-Ernährungsprogramm

südwest

Inhalt

Vorwort

»Übergewicht ist der Terror im Inneren«, diese Äußerung des Leiters der obersten Gesundheitsbehörde der USA ist sehr provokativ. Aber sie stellt die Bedeutung des Übergewichts und dessen Bekämpfung dar. Nach dieser Aussage richten Fettleibige ihre Aggressionen gegen sich selbst und gefährden in höchstem Maße ihre Gesundheit.

In Deutschland ist das epidemieartige Übergewicht noch nicht ganz so schlimm. Jedoch haben nach Angaben des Robert-Koch-Institutes 67 % der Männer und 53 % der Frauen einen BMI über 25, das heißt sie haben Übergewicht. Immerhin 23 % der Erwachsenen sind per Definition (BMI über 30) fettsüchtig. Bei den Kindern sind 15 % übergewichtig, 6 % sogar adipös. Kennt man die Folgekrankheiten von Arthrose bis Zuckerkrankheit, weiß man, welche Belastungen auf den Menschen und auch auf unser Gesundheitssystem zukommen werden.

»Hier kommt die Diät, die das Leben von Grund auf verändern wird.« Vergleichbares haben sicher unzählige Menschen auf der Suche nach dem Idealgewicht gelesen. Sie sind aber anschließend trotz genauem Befolgen der Ratschläge gescheitert. Man gewinnt den Eindruck, dass mehr religiöser Eifer als wissenschaftliche Grundlagen das Hin und Her zwischen den Empfehlungen von Low-Carb-, Low-Fat-, High-Protein- und anderen Diäten bestimmt. Gerade für übergewichtige Menschen wird das Leben in der heutigen Zeit immer unangenehmer. Die Gesellschaft und die Medien spielen uns das Idealbild der schlanken Frau und des schlanken Mannes vor. Dicke haben oft weniger Lebensqualität, haben es schwer bei der Partnerwahl und werden aufgrund ihrer Körpermasse oft deutlich benachteiligt. Das Gewicht zu reduzieren ist für die Betroffenen mitunter qualvoll und führt nur selten zu einem bleibenden Erfolg. Der seit Jahren zu beobachtende Wunsch der Bevölkerung nach naturgemäßen Heilmitteln hat durch die in letzter Zeit bekannt gewordenen Schädigungen durch Arzneien zugenommen. Unter den naturgemäßen Heilmethoden ist die Biochemie nach Dr. Schüßler mit der Homöopathie wohl die bedeutendste. In diesem Buch ist die gesunde Ernährung kombiniert mit der sanften naturgemäßen Lehre von den Salzen des Dr. Schüßler. Stoffwechselblockaden werden gelöst, die Entgiftung angeregt und das Gewicht auf gesunde Weise reguliert.

1. Abnehmen mit Schüßler-Salzen – Grundlagen

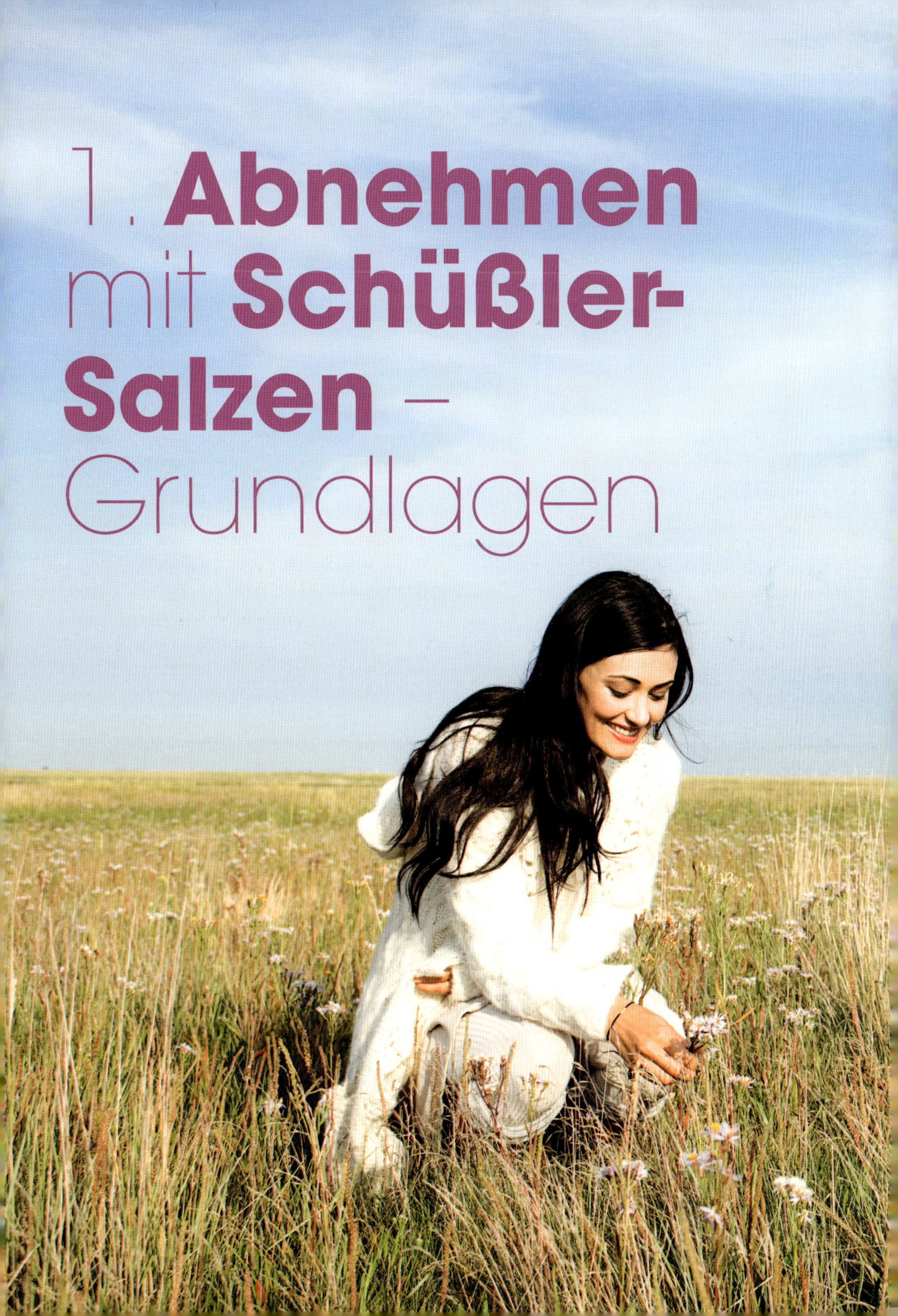

Unser **Körper**

Wenn Sie schon einmal versucht haben abzunehmen – und dann das erreichte Gewicht auch zu halten, so werden Sie sehr wahrscheinlich wissen, dass das nicht so einfach ist. Auch wenn dieses Buch Ihnen helfen wird, genau das zu erreichen, so ist es dennoch nützlich zu wissen, warum viele Diäten nicht funktionieren. Des Rätsels Lösung liegt in der biologischen Ausstattung des Menschen. Unser Körper versucht, Nahrung gut zu verwerten. Er hat das Ziel, für Notzeiten einen Energiespeicher anzulegen. Daher wehrt er sich auch gegen das Abnehmen. Im Folgenden erfahren Sie einiges zum Aufbau und der Zusammensetzung unseres Körpers. Das hilft, den Nutzen der Schüßler-Salze und verschiedener Ernährungs- und Bewegungsratschläge für eine erfolgreiche Gewichtsreduktion nachvollziehen zu können.

Betrachtet man den menschlichen Körper, so ist dessen grundlegender äußerer Aufbau sofort ersichtlich: Er besteht aus Rumpf, Kopf und Gliedmaßen. Der innere Aufbau (also etwa Blutbahnen, Nervenstränge, Knochen) wurde ab dem Mittelalter anatomisch erforscht. Dessen genaue Kenntnis ist mithin die Basis der modernen Medizin. Weiter ins nicht mit dem bloßen Augen Sichtbare geht man, wenn man sich beispielsweise mit dem Aufbau von Zellen beschäftigt. Das macht die Mikroskopische Anatomie. Außerdem beschäftigen sich Biologen/Chemiker und Mediziner mit biochemischen Vorgängen. Diese sind im Zusammenhang mit unserem Thema von entscheidender Bedeutung: Dazu gehören die Vorgänge des Stoffwechsels, die Funktion von Hormonen etc. Hierzu finden Sie mehr ab Seite 24.

Die Biochemie des Menschen

Bei einem etwa 70 kg schweren Menschen entfallen nahezu 60 % des Gewichts auf Körperwasser und 15 % und mehr auf Fett. Betrachtet man die chemischen Elemente im Körper des Menschen, so bilden (in der Reihenfolge der Anteile) Sauerstoff, Kohlenstoff, Wasserstoff, Stickstoff, Kalzium und Phosphor dessen hauptsächlichen Bausteine. Diese Elemente allein wiegen (wiederum bei einem Menschen von 70 kg Körpergewicht) zusammen durchschnittlich 69,5 kg. Dazu kommen unter anderem die Mineralstoffe Natrium, Kalium, Chlorid, Magnesium, Eisen, Kupfer und Zink. Nahezu alle in der Natur vorkommenden Elemente finden sich auch im menschlichen Körper. Von einigen ist deren Bedeutung bis heute noch unbekannt. Die chemische Zusammensetzung ändert sich im Laufe der Lebensjahre, sie ist also altersabhängig.

Am deutlichsten sind diese Veränderungen im ersten Lebensjahr. Der Wassergehalt nimmt rasch ab, die Anteile an Fettgewebe und an Eiweiß aus Muskelmasse sowie der Anteil an Mineralien aus den Knochen steigen steil an. Es findet eine Umverteilung zwischen den einzelnen Körperabteilen statt. Im Gehirn, der Haut und im Bindegewebe nimmt der Wassergehalt ab, während er im Muskel- und Fettgewebe deutlich zunimmt. Mehr als die Hälfte des Gesamtkörperwassers befindet sich in den Zellen. Zwischen den Zellen befindet sich die sogenannte interstitielle Flüssigkeit, sie dient der Versorgung einzelner Zellverbände und macht etwa 20 % der Körpermasse aus. In den Zellen finden Stoffwechselvorgänge statt und die Zusammensetzung der Zellflüssigkeit unterscheidet sich stark bei den einzelnen Zelltypen.

Die Verteilung der Nährstoffe in den Körperabteilen

Die Verteilung von Kohlenhydraten, Fett, Eiweiß, Vitaminen und Mineralstoffen in menschlichen Zellen ist ähnlich der in tierischen. Die Pflanzenzelle unterscheidet sich von menschlichen/tierischen Zellen deutlich.

Tierische Zellen verfügen über weniger Kohlenhydratvorräte, die in Form von Glykogen angelegt sind. Sie sind bei ihnen als Energiespeicher von geringer Bedeutung, da sich mithilfe von Fett wesentlich größere Energiemengen auf kleinem Raum speichern lassen. Pflanzen haben niemals »Gewichtsprobleme«, sie können Energie in Form von großen Mengen an Stärke speichern. Die für den Menschen unverdaulichen Bestandteile der pflanzlichen Zellwände bestehen aus Zuckerketten, sie werden als Ballaststoffe bezeichnet. Die Fette im Körper sind in Tröpfchen in allen dünnen Häutchen, welche die Zellen umgeben, vorhanden.

Bei Menschen und Tieren enthalten die Zellwände, anders als Pflanzen, zudem lebenswichtiges Cholesterin. Eiweiß befindet sich in allen Zellen verteilt und in allen Flüssigkeiten außerhalb der Zellen. Dies zeigt die große Bedeutung des Eiweißes. Die meisten Vitamine, Mineralstoffe und Spurenelemente sind mit den Eiweißen zusammengefügt und daher auch in allen Teilen der Zelle zu finden.

Die Pflanzenzellen haben darüber hinaus kleine Organe, die Chloroplasten. In ihnen findet die Photosynthese statt. Das Molekül für die Aufnahme des Lichtes ist das Chlorophyll. Es ähnelt im Aufbau dem menschlichen und tierischen Blutfarbstoff. Lediglich das Magnesium im Chlorophyll ist im Blutfarbstoff durch Eisen ersetzt. Die Vitamine und Mineralstoffe in der Pflanzenzelle sind unterschiedlich verteilt. Der Keim eines Getreidekorns enthält viel Vitamin B1, Vitamin E und Fett. Die meisten Vitamine befinden sich in der äußersten Schicht, die nur wenige Gramm schwer ist.

Hunger und Sättigung

Geruch, Geschmack und Aussehen spielen bei der Nahrungsaufnahme wichtige Rollen. Hormone im Verdauungstrakt steuern das Verlangen nach Essen und das Sättigungsgefühl. Signale von Zellen, welche die Dehnung des Magens aufnehmen, zeigen die Magenfüllung an. Langsames Kauen der Speisen führt zu einem Sättigungsgefühl, während hastiges Essen erst später dem Gehirn signalisiert, dass man satt ist. Das Hormon Insulin wirkt als Sättigungssignal über das Gehirn. Dort werden zwei für die Nahrungsaufnahme wichtige Bereiche unterschieden. Es gibt ein Gebiet, das als Sättigungsareal bezeichnet wird und eine Zellgruppe, die für den Appetit zuständig ist.

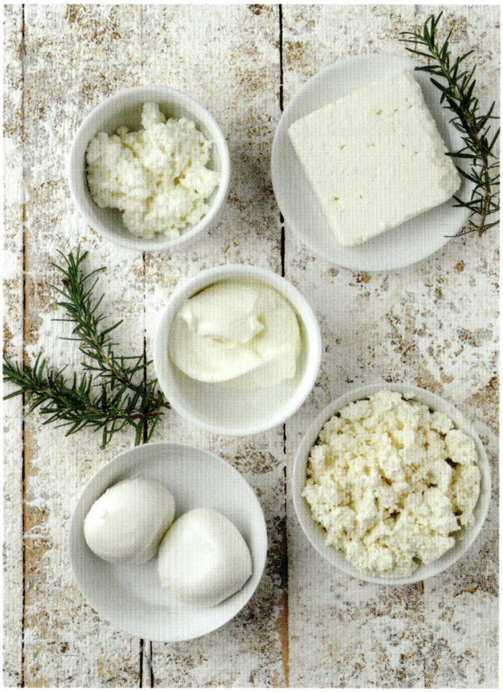

Grundlage des Lebens – pflanzliches und tierisches Eiweiß

Auch bei den tierischen Zellen zeigt sich ein unterschiedliches Verteilungsmuster. Reich an Eiweiß sind beispielsweise die Muskelzellen, während die Leber viel Vitamin A, D, B12 und Folsäure enthält. Im Fettgewebe sind neben Fettsäuren auch Vitamin E und die Pflanzenstoffe der Carotinoide gespeichert.

Die Umwandlung der Nahrung in Energie

Von allem, was wir essen, wird nur ein Teil in verwertbare Energie umgesetzt, obwohl die Hauptnährstoffe Kohlenhydrate, Eiweiß und Fett bei gesunden Menschen zu mehr als 95 % über den Darm aufgenommen werden. Von dieser verwertbaren Energie werden 50 % direkt in Wärme umgesetzt (Thermogenese). Einige Prozent werden für Stoffwechselabläufe verwendet. Dies sind besonders die Speicherungsvorgänge oder der Abbau und Umbau der Eiweiße. Der höchste Energiebetrag wird für Eiweiß benötigt, hier werden zwischen 14 % und 20 % »verbraucht«, für Kohlenhydrate sind es zwischen 4 % und 10 % und für Fett zwischen 2 % und 4 %. Eine eiweißreiche Kost benötigt mithin deutlich mehr Energie bei der Verwertbarmachung.

Die Verdauung

Die Verdauung der Nährstoffe beginnt bereits in der Mundhöhle. Die zerkleinerten Speisen werden mit Enzymen im Speichel vermischt. Der Nahrungsbrei gelangt dann in den Magen, hier findet bereits die Eiweißverdauung statt. Durch die Verdauungsstoffe der Bauchspeicheldrüse werden die Nährstoffe Fett, Eiweiß und die Kohlenhydrate weiter zerlegt und durch die Schleimhautzellen des Dünndarms über das Blut zu den einzelnen Körperzellen transportiert. Die Endprodukte der Verdauung im Dünndarm sind dann die Zuckermoleküle aus den Kohlenhydraten, die Fettsäuren aus den Nahrungsfetten und die Aminosäuren aus den Eiweißen.

Enzyme, die biologischen Beschleuniger, sind aufgebaut aus Aminosäuren, den »Bausteinen des Lebens«. Sie sind an allen Reaktionen im Körper maßgeblich beteiligt, unterstützen, stabilisieren und regulieren das Immunsystem, verringern Entzündungen, halten den Stoffwechsel in der Zelle aufrecht.

Die **Bausteine** der **Nahrungsmittel**

Unsere Nahrungsmittel sind pflanzlicher oder tierischer Herkunft. Wobei jedes Tier, das uns zur Nahrung dient, am Ende einer Ernährungskette steht, dessen Beginn Pflanzen sind. Kurz: Wir sind vollständig von den Pflanzen abhängig. Unsere Nahrung enthält dabei folgende Nährstoffe: Kohlenhydrate, Fett, Eiweiß, Ballaststoffe und Vitalstoffe (Vitamine, Mineralstoffe, Spurenelemente). Nicht vergessen darf man das Wasser. Es ist kein Nährstoff, aber ein unverzichtbarer Nahrungsbestandteil. Dessen Fehlen führt am schnellsten zu einem lebensbedrohenden Mangel.

Kohlenhydrate: Sie machen satt

Kohlenhydrate (Zucker, Stärke und Ballaststoffe) werden durch Photosynthese gebildet. Von allen in Flora und Fauna gebundenen Verbindungen machen sie den größten Teil aus. Für die menschliche Ernährung sind Getreidesorten wie Weizen, Mais oder Hafer wichtige Lieferanten dieses Nährstoffs. Die in der Nahrung enthaltenen Kohlenhydrate sind fast ausschließlich aus den Einfachzuckern Glucose, Fructose und Galactose aufgebaut. Miteinander verknüpft bilden sie die bekannten Zuckerarten. Am bekanntesten ist die als »Haushaltszucker« bezeichnete Saccharose. Der Milchzucker, die Lactose, ist das vorherrschende Kohlenhydrat der Milch und stellt damit die Hauptnahrungsquelle für Säuglinge dar. Der Malzzucker, die Maltose, ist in Lebensmitteln von wenig Bedeutung, sie entsteht in großen Mengen bei der Verdauung der Kohlenhydrate.

Die Kohlenhydratketten der Nahrung werden im Verdauungstrakt aufgespalten und wieder in die kleinsten Einheiten zerlegt und gehen so in den Blutkreislauf und zu den Gewebeverbänden. Je länger diese Ketten sind (je komplexer), desto langsamer findet die Verdauung statt (»langsame« Kohlenhydrate). Eine schnelle Verdauung (also Umsetzung in Energie) hat den Nachteil, zu einem schnellen Blutzuckeranstieg zu führen. Die Schattenseite dieses schnellen Anstiegs ist eine rasche und reichliche Insulinausschüttung, der ein ebenso eiliges Absinken des Insulinspiegels folgt – und damit auch die Wiederkehr des Hungers. Lange Ketten finden sich beispielsweise in Vollkornprodukten, in Erbsen, Kartoffeln oder Bohnen. Aber auch die Kohlenhydrate aus Milch und Joghurt sind »langsam«.

Fette: Geschmacks- und Aromaträger mit viel Energie

Bei Tieren (und Menschen) befinden sich Fette vor allem im Fettgewebe, bei Pflanzen in erster Linie in Keimen oder Samen. Die kleinsten Bausteine der Fette sind die Fettsäuren, chemisch sind sie Säuren mit langen Kohlenwasserstoffketten.

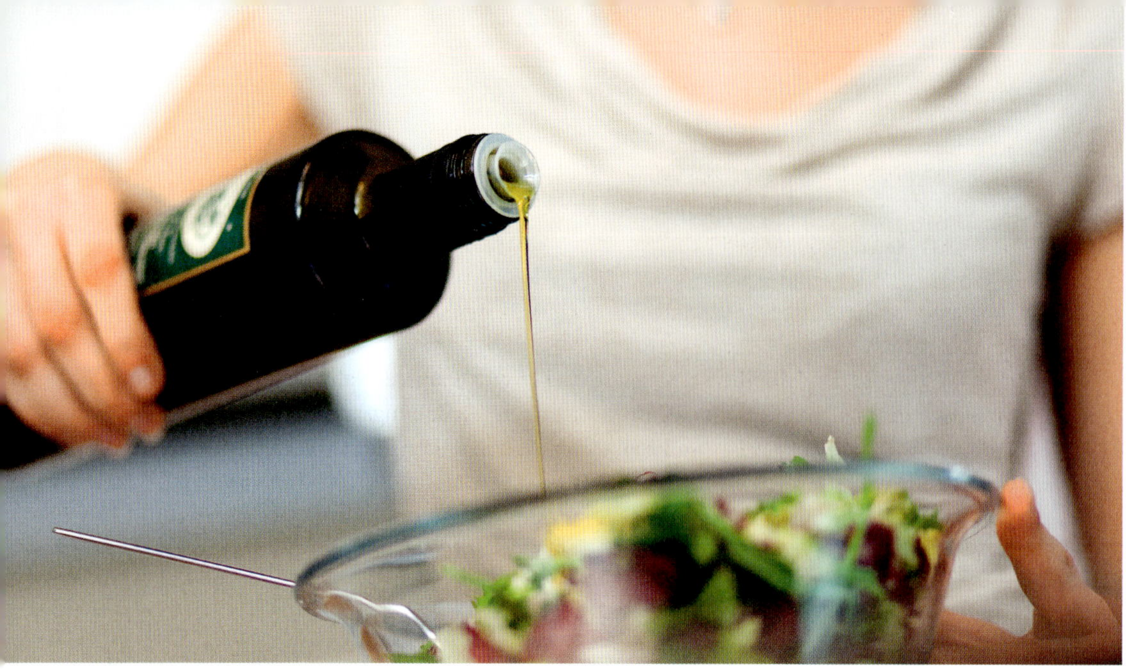

Hochwertige kalt gepresste Öle sind gesundheitsfördernd.

Fettsäuren können Doppelbindungen enthalten, dann bezeichnet man sie als ungesättigt. Je nach Lage der Doppelbindungen vom Ende der Kette gezählt (griechisch Omega = Ende), werden diese Fettsäuren als Omega-3- oder Omega-6-Fettsäuren bezeichnet. Je länger die Kette und je weniger Doppelbindungen, desto fester ist das Fett. Fette, die bei Raumtemperatur flüssig sind, werden als Öle bezeichnet und enthalten mehrere Doppelbindungen.

Der menschliche Organismus kann mehrfach ungesättigte Fettsäuren aus zwei Vorstufen selbst herstellen. Die Vorstufen sind Linolsäure und Linolensäure. Sie werden als essentiell, also als notwendig, bezeichnet und müssen auf jeden Fall durch die Nahrung zugeführt werden. In vielen Lebensmitteln sind die anderen wichtigen Fettsäuren enthalten. Gute Quellen sind dafür schonend hergestellte Öle. Fette sind unter anderem wichtig für die Versorgung mit bestimmten Vitaminen. Die Vitamine A, D, E sowie K sind fettlöslich und über das Fett als Transporteur kann der Körper die Vitamine besser aus der Nahrung aufnehmen.

Den ungesättigten Fettsäuren werden zahlreiche positive Wirkungen auf die Gesundheit zugeschrieben. In zahlreichen Studien wurde bewiesen, dass sie zur normalen Herzfunktion beitragen und die Gehirnleistung beeinflussen können. Auch sollen sie entzündungshemmend bei Gelenkerkrankungen wirken. Der Tagesbedarf liegt bei 250 mg.

Eiweiß: Nicht nur gut, um Muskeln aufzubauen

Proteine (Eiweiße) sind stickstoffhaltige Verbindungen, ohne die ein Leben nicht möglich ist. Der Begriff Protein ist abgeleitet von griechisch *proteno* – ich nehme den ersten Platz ein. Die Herstellung der Proteine findet in der Zelle durch das Zusammenfügen der kleinsten Einheiten, der Aminosäuren, statt.

Es gibt 20 Aminosäuren, 8 davon müssen über die Nahrung aufgenommen werden. Bereits im Magen beginnt die Verdauung der körperfremden Eiweiße der Lebensmittel, also deren Zerlegung bis zur kleinsten Einheit, den Aminosäuren. Diese gelangen über das Blut in die Zellen, in denen sie zu körpereigenen Eiweißen zusammengefügt werden. Eiweiße werden überall im Körper z. B. als Zellwände, Stützorgane und bei der Produktion von Hormonen benötigt.

Nun ist die Zusammensetzung der körperfremden und der körpereigenen Eiweiße nicht identisch. Das heißt, die mit der Nahrung gelieferten Proteine erlauben es, nur so viele körpereigene zu produzieren, wie dies der niedrigste Anteil einer der Aminosäuren erlaubt. Anders formuliert, es wird immer nur so viel Eiweiß neu zusammengesetzt, wie dies die spezifische Qualität der Nahrung erlaubt. Je näher das körperfremde Eiweiß in der Kombination der acht notwendigen Aminosäuren an der der körpereigenen liegt, desto hochwertiger ist dieses Eiweiß.

Aminosäuren, die kleinsten Eiweißbausteine, sind die Grundsubstanz für jede Körperzelle, sie regeln die Wachstumsvorgänge, sie steuern die Hormon-, Blut- und Enzymbildung sowie den Zell- und Knochenaufbau, sind wichtig für ein intaktes Abwehrsystem. Die Vitamine, Mineralstoffe und sonstigen Vitalstoffe können nur mit einem ausreichenden Angebot an Aminosäuren wirken. Nahrungsmittel mit viel biologisch hochwertigem Eiweiß sind Eier, Milch, Rindfleisch, Soja, Kartoffeln und Hülsenfrüchte.

Ballaststoffe: Pflanzen sind der Hauptlieferant

Gerade, wenn es um das Abnehmen geht, spielen sie eine wichtige Rolle. Der Namensbestandteil Ballast deutet schon darauf hin: Dieser an sich unverdaubare Nahrungsbestandteil »füllt« unseren Verdauungsapparat. Man verspürt ein intensiveres Sättigungsgefühl. In sehr geringen Mengen finden sich Ballaststoffe in der Milch. Sonst sind sie die Domäne von Gemüse, Obst und Getreide.

Ballaststoffe sind aber wahrlich mehr als Ballast. Sie haben wertvolle Eigenschaften und wichtige Funktionen. Sie sorgen für eine gute Verdauung, sie binden Schadstoffe. Gesicherte Gesundheitseffekte sind unter anderem eine Senkung des Blutzuckerspiegels und eine Reduktion von Zahnkaries. Weitere werden vermutet: Dazu zählen die Senkung des Cholesterinspiegels und des Risikos an Darmkrebs zu erkranken oder von Herzerkrankungen.

Der Ballaststoffgehalt der pflanzlichen Lebensmittel ist sehr unterschiedlich. Besonders viel Ballaststoffe sind etwa in Roggenvollkornmehl, Feigen, Mais, Haferflocken, Dinkel und Haselnüssen enthalten. Generell lässt sich sagen, dass Vollkornprodukte in dieser Hinsicht zu empfehlen sind. Weitere gute Ballaststoffträger sind: Karotten, Kartoffeln, Lauch, Äpfel, Birnen, Bananen und Hülsenfrüchte.

Bei angemessen ballaststoffreicher Ernährung ist es besonders wichtig, ausreichend zu trinken.

Die sekundären Pflanzenstoffe – ein besonderer Nahrungsbestandteil

Pflanzen bilden in einer Art zweiten Stoffwechsel in speziellen Zelltypen Stoffe, die den Pflanzen zur Abwehr dienen, aber auch Farbstoffe, Duft- und Aromastoffe werden so erzeugt. Diese Pflanzenstoffe dienen zudem zur Regulierung des Wachstums. In der Naturheilkunde werden sie oft als Phytamine bezeichnet; dieser Anklang an »Vitamine« soll verdeutlichen, welche große Bedeutung diese Stoffe für den Menschen haben.

Charakteristisch für die sekundären Pflanzenstoffe ist, dass in unterschiedlichen Pflanzen auch sehr unterschiedliche Stoffe enthalten sind – und damit auch in den Lebensmitteln. So kommen in Rotwein und Äpfeln vornehmlich die Flavonole vor, während eine Phenolsäure ausschließlich in Wal- und Pekanüssen vorkommt. Das Quercetin ist in großen Mengen in Zwiebeln enthalten. Der Gehalt an diesen Stoffen ist abhängig von Sorte, Reifegrad, Wachstums-, Ernte- und Lagerbedingungen sowie davon, welcher Teil der Pflanze Verwendung findet. Auch die Verarbeitung spielt eine Rolle.

Die Wirkungen der sekundären Pflanzenstoffe

Die Wirkungen von Pflanzen werden seit jeher in der Heilkunde genutzt. Ihre Verwendung basierte in vorwissenschaftlichen Zeiten auf dem Wissen um Behandlungserfolge, das in der jeweiligen Kultur tradiert wurde. Es war also klar (zumindest oft), dass etwa das Auftragen eines Breis aus einer bestimmten Pflanze auf eine Wunde die Heilung fördert. Warum das so war, blieb unklar. Ebenso sicher waren manche Behandlungen das Ergebnis von Irrtümern und schadeten bestenfalls nicht.

Intensive Forschung konnte in der jüngeren Vergangenheit und Gegenwart in vielen Fällen klären, welche Pflanzenstoffe, welche Wirkungen haben und aufgrund welcher Wirkmechanismen sie daher zurecht zu den gesundheitsfördernden Inhaltsstoffen von Nahrungsmitteln gezählt werden können.

Eine Rolle im Krebsgeschehen wird allen diesen Stoffen zugeschrieben, jedoch mit unterschiedlichen Wirkweisen. Einige sind vorbeugend wirksam, andere können krebserregende Substanzen im Körper binden. Sekundäre Pflanzenstoffe können die Zellkerne vor Schäden schützen, die z. B. durch UV-Bestrahlung oder durch Nikotin

Essen nach dem Regenbogen: Um alle schützenden Inhaltsstoffe aus den Pflanzen zu bekommen, sollten täglich die Farben des Regenbogens in den Mahlzeiten enthalten sein. Also beispielsweise Salat aus grünen Blättern, gelber Paprika und roten Tomaten. Blaue Beeren naschen. Weißen Blumenkohl mit goldgelbem Käse überbacken …

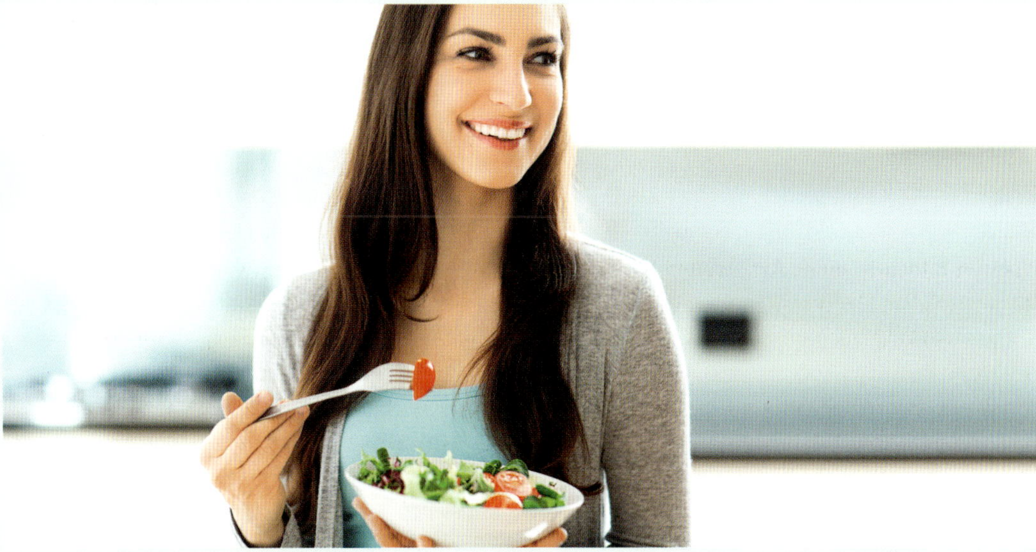

Antioxidantien schützen die Zelle vor Entartung.

entstehen. Sie wirken auch Entzündungen entgegen. Die cholesterinsenkende Wirkung kann wahrscheinlich auf die Konkurrenz mit Cholesterin im Stoffwechsel zurückgeführt werden. Viele Ergebnisse stammen aus Untersuchungen im Labor. Jedoch belegen Studien über Jahre eindeutige Zusammenhänge zwischen hohem Gemüse- und Obstkonsum und niedrigem Risiko für Krebs- und Herz-Kreislauf-Erkrankungen. Für eine optimale Versorgung gilt nach wie vor die Empfehlung: fünfmal am Tag Obst oder Gemüse zu essen.

Zwei besondere Pflanzenstoffe: Lutein und Xanthin

Lutein kommt natürlicherweise vorwiegend in grünem Blattgemüse wie Spinat, Mangold, Grünkohl, Brokkoli und Erbsen vor, in rotem und gelbem Gemüse ist es ebenso enthalten. Lutein ist für die Entwicklung des Gehirns und zum Schutz der Augen und der Hautzellen wichtig. Es kann vom menschlichen Körper nicht selbst hergestellt werden und muss deshalb über die Nahrung zugeführt werden. Zusammen mit Xanthin, das ebenfalls zu den Carotinoiden zählt, schützt es die empfindliche Netzhaut der Augen vor schädlicher UV-Strahlung. Auch verbessern hohe Konzentrationen der beiden Stoffe das Langzeitgedächtnis und die Entscheidungsfindung. Das Sehen in der Nacht wird verbessert und eine schnellere Reaktionszeit festgestellt.

Regelmäßiges Essen von Karotten, Kürbis, Tomaten und grünem Gemüse verbessert das Sehen und die Konzentration.

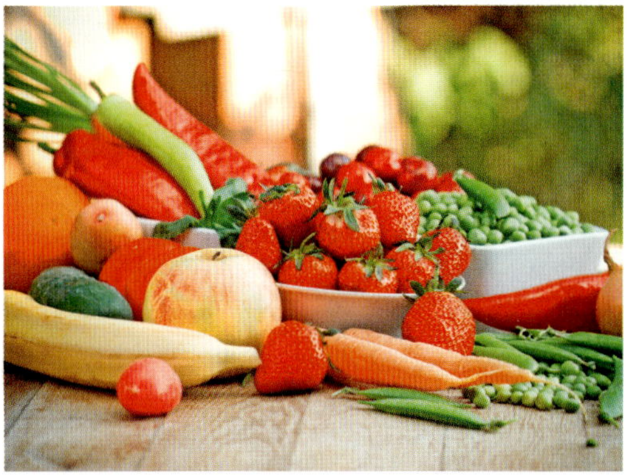

Vitamine und Mineralstoffe für ein ausgeglichenes, entspanntes Leben

Die Vitalstoffe: Vitamine und Mineralien

Für einen gesunden Stoffwechsel sind die Vitamine und Mineralstoffe unverzichtbar. Ihnen kommen viele Aufgaben zu.

Vitamine

Von wenigen Ausnahmen abgesehen, können wir Menschen die Vitamine nicht selbst erzeugen, wir brauchen die Aufnahme über die Nahrung. Die 13 Vitamine werden in zwei Gruppen eingeteilt, die wasserlöslichen (B-Vitamine und Vitamin C) und die fettlöslichen (A, D, E und K).

Bei richtiger Ernährung (viel Obst, Gemüse und Vollkornprodukte) besteht keine Gefahr, an Vitaminmangel zu leiden. Einzig bei der Folsäure (Vitamin B_9) wird aufgrund einer häufigen Unterversorgung in Europa diskutiert, ob es dem Mehl zugesetzt werden sollte. In den USA und Kanada ist dies gesetzlich vorgeschrieben – mit der nachweislichen Folge, dass sich bestimmte Formen embryonaler Fehlbildungen deutlich reduziert haben.

Erkrankungen oder besondere Lebenssituationen (etwa Schwangerschaft oder Stillzeit) können dennoch zu einem Vitaminmangel führen. Auch die falsche Aufbewahrung oder Zubereitung kann dazu führen, dass man trotz richtiger Auswahl an Lebensmitteln zu wenige Vitamine zu sich nimmt.

Da ein Teil der Vitamine wasserlöslich ist, sollte man Obst und Gemüse *nicht* nach dem Schneiden waschen, da man sonst einen Teil der Vitamine »auswäscht«. Das gleiche Problem liegt vor, wenn Sie zu viel Wasser bei der Zubereitung von Gemüse verwenden.

Obst und Gemüse, das zu lange gelagert wurde, hat einen Gutteil seines Vitamingehalts eingebüßt.

Durch normale Ernährung ist keine Überdosierung von Vitaminen zu erwarten. Bei Einnahme von Vitaminpräparaten ist dies jedoch möglich. Bei den Vitaminen A, B6, D, E und K kann eine Überdosierung gesundheitsgefährdend sein. In extremen Fällen sogar lebensgefährlich.

Mineralstoffe

Unser Körper kann sie nicht selbst herstellen, die Mineralstoffe. Sie sind anorganische Nährstoffe von großer Wichtigkeit. Jene Mineralstoffe, die trotz ihrer Bedeutung nur in winzigen Mengen im Körper vorkommen (und gebraucht werden) heißen Spurenelemente. Die Funktionen der Mengen- und Spurenelemente sind ungemein vielfältig. Bei der Blutbildung, beim Wachstum des Körpers und im Stoffwechsel spielen sie eine wichtige Rolle. Der Wasserhaushalt wird durch sie geregelt. Das sind nur einige Beispiele. Die folgende Tabelle führt daher detaillierter die »Zuständigkeiten« von Vitaminen und Mineralstoffen auf.

Übersicht: Vitamine und Mineralstoffe

Vitamin A	**Zellteilung, Immunsystem, Haut und Schleimhäute, Sehkraft, Eisenaufnahme**
Vitamin B1	**Energiestoffwechsel, Herzfunktion, Nervenfunktion**
Vitamin B2	**Eiweißstoffwechsel, Eisenstoffwechsel, Aufbau der Schleimhäute in der Mundhöhle und im Darm, Energiegewinnung, Blutbildung**
Vitamin B6	**Eiweißstoffwechsel, Kohlenhydratstoffwechsel, Blutbildung, Immunsystem, Funktion des Nervensystems**
Vitamin B12	**Zellteilung, Blutbildung, Energiestoffwechsel, Immunsystem**
Vitamin C	**Energiegewinnung, Zellschutz, Kollagenbildung, Eisenstoffwechsel, Funktionieren des Immunsystems und des Nervensystems**
Vitamin D	**Knochenaufbau, Aufnahme und Verwertung von Kalziumund Phosphor, Zellteilung, Wachstum, Entwicklung und Aufbau von Muskeln, Immunsystem, Zahnstruktur**
Vitamin E	**Schutz der Zellen**
Vitamin K	**Blutgerinnung, Knochenstruktur und gesunde Knochen**
Biotin	**Energiestoffwechsel, Fett- und Eiweißstoffwechsel, Erhalt der Haut und Schleimhäute, Funktion des Nervensystems**
Calcium	**Aufbau und Wachstum der Knochen für Kinder und Erwachsene, Aufbau der Zähne, Blutgerinnung, Muskelfunktion, Energiestoffwechsel, Funktion der Verdauungsenzyme**
Chrom	**Anregung von Stoffwechsel und Ausscheidung**
Eisen	**Energiestoffwechsel, Blutbildung, Immunsystem, Sauerstofftransport**
Folsäure	**Reduziert Müdigkeit, Blutbildung, Immunsystem, Zellteilung, Zellwachstum**
Kupfer	**Funktion des Immunsystems, Energiestoffwechsel, Haar- und Hautpigmentierung, Eisentransport, Funktion des Nervensystems, Schutz der Zelle**
Mangan	**Schutz der Zellen, Knochenbildung, Energiestoffwechsel**
Magnesium	**Aufbau von Knochen und Zähnen, Energiestoffwechsel, beteiligt am Eiweißstoffwechsel, Muskelfunktion des Herzens, Nervenfunktion, Zellteilung**

2. Dr. Schüßlers **Erkenntnisse** und ihre **Bedeutung**

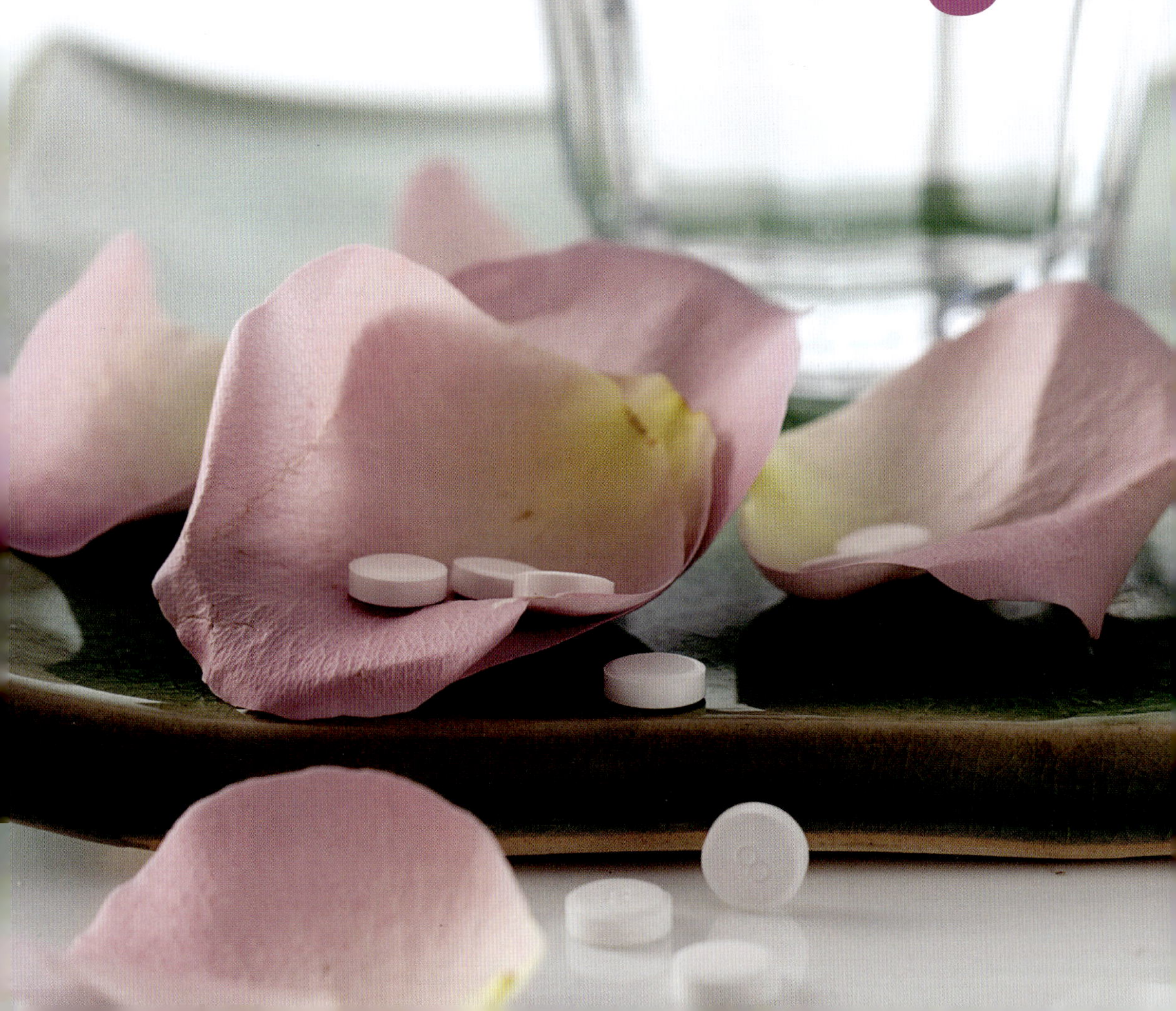

Leben und Lehre

Sie treiben Sport? Sie ernähren sich bewusst? Und trotzdem zeigt die Waage mehr Gewicht an, als Sie sich das wünschen? – Die Schüßler-Salze können dabei helfen, leidige Fettpolster abzubauen. Mineralstoffmangel führt nämlich dazu, dass der Körper hormonell im Ungleichgewicht ist und der Stoffwechsel gehemmt ist. Die Schüßler-Salze wirken gegen den zugrunde liegenden Mangel.

Der Oldenburger Arzt Dr. Wilhelm Heinrich Schüßler studierte Medizin in Berlin und Paris und promovierte in Gießen. 1858 eröffnete er seine Praxis in Oldenburg und arbeitete als Arzt, Wundarzt und Geburtshelfer.

Ebenfalls im 19. Jahrhundert machte der Berliner Arzt und Forscher Professor Dr. Rudolf Virchow die bahnbrechende Entdeckung, dass unser gesamter Organismus aus einer Vielzahl kleinster Bausteine, den Zellen, besteht. Damals formulierte man den Grundsatz der Biologie: Die kleinste Lebenseinheit ist die Körperzelle. Aus diesen Forschungsergebnissen stellte Virchow den Satz auf: Das Wesen der Krankheit ist die pathogen (krankhaft) veränderte Zelle. Er kam zu dem Ergebnis, dass jede Körperzelle einen bestimmten Bedarf an Nährstoffen hat. Diese Nährstoffe bezeichnet man als Mineralstoffe.

Wilhelm Schüßler nannte diese dann die »Salze des Lebens«.

Die Erkenntnisse Virchows

Alle Organe des menschlichen Körpers bestehen aus kleinsten Bausteinen, die man Zellen nennt. Zellen mit gleicher Funktion nennt man Gewebe. Zellverbände mit spezialisierter Aufgabe finden sich zusammen zu Muskelgewebe, zu Nervengewebe, zu Hautgewebe, zu Fettgewebe, zu Bindegewebe. Es ist also festzuhalten, dass jede Zelle ein Lebewesen für sich ist.
Die Zellen sind in ihrer Gesamtheit aufeinander angewiesen, erst ihr Zusammenhang und ihre aufeinander abgestimmten Funktionen ergeben den Zellenstaat, unseren Körper. Aus diesen Erkenntnissen der Forschung Virchows baut sich nun der Grundsatz auf, dass jede Krankheit ihren Sitz in der Zelle hat. Das Krankheitsgeschehen erfasst allerdings nicht die einzelne Zelle, sondern stets den Zellverband, das Gewebe. Die »Symptome« als Krankheitserscheinungen sind also Ausdruck der gestörten Funktion der krank gewordenen Zellen bzw. Zellverbände. Diese Erkenntnisse sind eine wichtige Säule im Aufbau des Lehrgebäudes der schüßlerschen Biochemie. Für unser heutiges Verständnis ist wichtig zu wissen, dass bei einer Erkrankung nie nur ein bestimmter Bereich des Körpers erkrankt, während der Rest gesund bleibt, sondern es wird der gesamte Organismus ergriffen, selbst wenn die Krankheitssymptome nur lokal erkennbar sind.

Das wissenschaftliche Umfeld der Zeit

Der Arzt und Physiologe Jakob Moleschott (1822 – 1893) – wie Virchow ein Zeitgenosse von Schüßler – lehrte, dass die Gesundheit des Körpers bedingt ist durch das Vorhandensein der notwendigen mineralischen Bestandteile. Seine Aussage: Im Körper, im Blut und in den Zellen selbst müssen die notwendigen Mengen an Salzen vorhanden sein, wenn der Mensch gesund bleiben soll.

Die Stoffe, die bei der vollständigen Verbrennung eines Körpers zurückbleiben, die Aschebestandteile (anorganische Mineralstoffe), gehören zur Grundlage der Gewebe. Diese Aschen sind in größeren Mengen Natrium, Kalium, Kalzium, Eisen, Magnesium, Phosphorsäure, Schwefelsäure und Kieselsäure. Selbstverständlich enthält der Körper noch andere Mineralstoffe, wie Jod, Mangan, Kupfer, diese aber nur in Spuren.

Jakob Moleschott zog daraus die Schlussfolgerung: »Gesund bleiben kann der Mensch nur, wenn er die notwendigen Mineralstoffe in seinem Körper besitzt.« Und er hatte recht damit: Die Mineralstoffe sind – auch nach neuesten wissenschaftlichen Erkenntnissen – unbedingt nötig für den Aufbau und Erhalt aller Gewebe und deren Funktionen.

Dr. Schüßlers vier Lehrsätze

Geht man von der Überlegung aus, dass für das Gesundbleiben eine notwendige Menge der Mineralstoffe verantwortlich ist, dann müssen beim Fehlen oder bei der Zufuhr einer unzureichenden Menge eines oder auch mehrerer Mineralstoffe notwendigerweise Krankheiten auftreten. Auf dieser Grundlage entwickelte Schüßler seine vier Lehrsätze.

Der erste Lehrsatz lautet: »*Alle Krankheiten entstehen durch einen Mangel an bestimmten lebensnotwendigen Mineralstoffen.*« Warum bekommt nun jemand im Winter, bei Nässe oder Auskühlung eine Grippe? Ein Mineralstoffmangel kann ja wohl nicht die Ursache sein. Aber warum erkrankt dann der andere nicht, obwohl er den gleichen Bedingungen ausgesetzt ist? Im Körper der erkrankten Person müssen also abweichende Verhältnisse vorliegen. Schüßler erklärt in seiner biochemischen Lehre, dass eine Krankheit bei völlig ausgeglichenem Mineralstoffhaushalt keinen Nährboden für die krankmachenden Grippeviren finden kann. Die Gesamtsumme der Körperzellen bietet bei ausgeglichenem Mineralstoffhaushalt der Krankheit genügend Widerstand. Jede Verschiebung des Mineralstoffhaushalts bedingt eine Veränderung des Organismus in Richtung Krankheit. Aus dem ersten Lehrsatz

Das Lehrgebäude von Schüßler baute auf den Grundpfeilern der wissenschaftlichen Erkenntnisse seiner Zeitgenossen auf:

- **Die Zelle als kleinste Einheit des Körpers und die Natur dieser Zelle im Verband**
- **Die Feststellung von Virchow, die Krankheit als Ursache der pathogen veränderten Zelle und deren Verbände (Gewebe)**
- **Die Lebensnotwendigkeit der Mineralstoffe**

entwickelte er nun seinen zweiten: »*Die Veränderung im Mineralhaushalt der Zelle wird durch Zuführung der geeigneten Mineralstoffe ausgeglichen und es kommt zur Heilung.*«

Welche der zahlreichen Stoffe sollen nun wirklich in das System von Dr. Schüßler aufgenommen werden? Da es nicht möglich gewesen wäre, alle Stoffe des menschlichen Organismus in sein Heilsystem einzubauen, hat er sich auf 12 Mittel beschränkt. Allerdings hat Schüßler in seinen Schriften keine genaue Reihenfolge oder auch Nummern angegeben. Heute ist eine Nummernfolge allgemein üblich (siehe Tabelle Seite 22). Die Salze werden so auch in den Apotheken und Drogerien verkauft.

Später fügten Forscher noch die Ergänzungsmittel hinzu, die gegeben werden können, um den Erfolg der Grundmittel zu unterstützen. Die Ergänzungsmittel sind mit den Nr. 13 bis 27 versehen, je nach Beschwerdebild gibt es einige bewährte Kombinationen für die Abnehm-Kur. Alle diese Mittel genügen, nach richtiger Wahl angewendet, zur Heilung aller durch innerliche Mittel heilbaren Erkrankungen. Einschränkungen sind natürlich Krankheiten mit anatomischen Veränderungen. So ist eine Glatze sicher nicht heilbar, weil die haarbildenden Zellen zerstört sind oder eine Arterienverkalkung, weil bereits anatomische Veränderungen an den Blutgefäßen vorhanden sind. Diese Salze kommen nur in kleinsten Mengen im Körper vor, so sind z. B. in einem Kilo Blutzellen 0,094 g phosphorsaurer Kalk (Salz Nr. 2) und im gesamten Körper ca. 3 g Eisen enthalten.

Dieses Vorhandensein geringster Mengen führt nun zum dritten Lehrsatz: »*Die Zufuhr der Mineralstoffe darf nur in allergeringsten Mengen erfolgen.*« Und am allerwichtigsten für die Heilung ist der vierte Lehrsatz: »*Die fehlenden Stoffe müssen so verdünnt sein, dass der Übertritt der heilenden Stoffe über die Schleimhäute von Mund, Speiseröhre und Magen direkt ins Blut erfolgen kann.*«

In unserem gesamten Körper sind die Mineralsalze ungleich verteilt. Knochengewebe und Zähne enthalten dabei die größte Menge von Kalziumsalzen. Bindegewebe größere Anteile von Silicea (Kieselsäure). So wird je nach Beschwerden des Organverbandes das geeignete Mineralsalz ausgewählt.

Die vier Lehrsätze

- **Alle Krankheiten entstehen durch einen Mangel an Mineralstoffen in der Zelle.**
- **Der Mangel wird durch eine geeignete Zufuhr der fehlenden Mineralstoffe ausgeglichen und es kommt mithin zur Heilung.**
- **Die Zufuhr darf nur in allergeringsten Mengen geschehen.**
- **Die heilenden Stoffe müssen so verdünnt sein, dass der Übertritt vom Blut in die Zelle vollständig ist.**

Ausgehend vom vierten und wichtigsten Lehrsatz müssen die Salze in einer für die Aufnahme geeigneten Form vorliegen.

Dr. Schüßler war zu Beginn seiner Tätigkeit ein Anhänger der Homöopathie. Hier gilt der Satz: »Gleiches mit Gleichem heilen.« Das Mittel, das zur homöopathischen Behandlung eingesetzt wird, muss im Körper ähnliche Erscheinungen hervorrufen, wie sie bei der zu behandelnden

Die 12 Salze und ihre Funktionen

1	Calcium fluoratum	Schutz und Halt für Haut und Bindegewebe, Knochen, Zähne und Nägel, verleiht den Gefäßen, Muskeln, Sehnen Elastizität
2	Calcium phosphoricum	Wachstum und Erneuerung des Eiweißstoffwechsels und der Knochenmasse, regt die Neubildung von Zellen an
3	Ferrum phosphoricum	Energie und Abwehrkraft, zur Stärkung des Immunsystems, des Stoffwechsels, fördert die Konzentration
4	Kalium chloratum	Entgiftung, fördert Ausscheidung chemischer Belastungen
5	Kalium phosphoricum	Energie und Muskelkraft für Gehirn und Muskulatur
6	Kalium sulfuricum	Entgiftung u. Zellneubildung des Stoffwechsels und der Leber
7	Magnesium phosphoricum	Ausgleich von Antrieb und Entspannung des Nervensystems und des Verdauungsapparates
8	Natrium chloratum	Entgiftung und Wasserbilanz des Körperhaushalts
9	Natrium phosphoricum	Zur Unterstützung des Säureabbaus und Fettstoffwechsels
10	Natrium sulfuricum	Ausscheidung über Verdauungsorgane
11	Silicea	starkes Bindegewebe, Verbesserung der Struktur von Haut, Haaren, Nägeln
12	Calcium sulfuricum	Anregung von Stoffwechsel und Ausscheidung

Erkrankung beobachtet werden. Dies kennt man in der Biochemie nicht. Da das Mineral auch immer Bestandteil der gesunden Zelle ist, kann es keine Krankheitserscheinungen hervorrufen.

Schüßler nannte seine Lehre eine »abgekürzte homöopathische Therapie« und wurde daraufhin von Zeitgenossen, die der homöopathischen Lehre anhingen, angefeindet. Schüßler trat daher aus dem »Centralverein homöopathischer Ärzte« aus. Dennoch entfernte er sich in manchem nicht von der Homöopathie: So wählte er für seine Verdünnungen die Potenzen D6 und D12 entsprechend der Herstellung der homöopathischen Mittel.

Was ist die Potenzierung? Die sogenannte Ursubstanz wird zu einem Teil mit neun Teilen Milchzucker nach Vorschrift verrieben, man erhält die Potenz D1. Davon werden wieder ein Teil mit neun Teilen Milchzucker verrieben, man erhält die Potenz D2. So wird fortgefahren bis die Potenzen D6 bzw. D12 hergestellt sind.

Gebrauchsanweisung für die biochemischen Mittel

Alle Mittel sollen stets gut verschlossen und vor Licht geschützt aufbewahrt werden. Am besten in den Kunststoffgefäßen, in denen sie üblicherweise angeboten werden. Metallgefäße sollen nicht zum Einsatz kommen. Die Mineralsalze sollen langsam im Mund zergehen, damit sie über die Schleimhaut in die kleinsten Blutgefäße übergehen können. Sie dürfen also nicht gekaut oder ganz hinuntergeschluckt werden. Je länger das Mittel im Mund behalten wird, desto sicherer ist der Heilerfolg. Die Tabletten schiebt man am besten unter die Zunge oder in die Backentasche. In Wasser gelöste Mittel, wie bei der »Heißen Sieben«, trinkt man in kleinen Schlucken und behält die Flüssigkeit jeweils einige Sekunden im Mund. Die Einnahmehäufigkeit hängt von der Art der Erkrankung ab. Bei akuten Beschwerden erfolgt die Einnahme häufig am Tag, bis zum Abstand von 1 Tablette alle 5 Minuten. Bei chronischen Erkrankungen wie dem Übergewicht erfolgt die Einnahme etwa 3- bis 5-mal am Tag in einer Menge von 2 Tabletten. Die Mittel sollen nüchtern genommen werden oder eine halbe Stunde vor der Mahlzeit.

Einnahmevorschrift bei mehreren Mitteln

Wenn mehrere Mittel in Frage kommen, sollten nicht zwei Mittel gleichzeitig eingenommen werden. Der Grund ist, dass einzelne Salze in einem gewissen Gegensatz zueinander stehen. Zum Beispiel hebt Kalzium die Wirkung von Kalium und Natrium auf. Aus diesem Grunde wurde schon vor Jahrzehnten die Regel eingeführt, dass mit den einzelnen Nummern täglich abgewechselt wird. An einem Tag ist immer nur eine Nummer an der Reihe. Auf diese Weise bekommt die Zelle im Laufe der Kurdauer die notwendige Menge der verschiedenen Salze. Ausnahmen von dieser Regel haben sich jedoch bei der Gewichtsabnahme bewährt (Seite 73). Krank ist nach dem Lehrgebäude von Schüßler immer die Zelle. Bei chronischen Krankheiten muss die Zelle also über einen längeren Zeitraum häufig und mit der nötigen Menge an Mineralsalzen versorgt werden.

Eine Kurdauer von vier Wochen hat sich für eine Gewichtsabnahme sehr bewährt.[1]

---

1 Dr. K. Kirchmann, Biochemie Lexikon nach Dr. Schüßler, Ein Lehr-und Verordnungsbuch der biochemischen Heilmethode, Kirchmann-Verlag, 6. Auflage 1995.

Übergewicht – die wahren **Ursachen**

Viel diskutiert wird über die Entstehung von Übergewicht und Adipositas (starkes Übergewicht). Eine genetische Veranlagung spielt eine Teilrolle. So gibt es Menschen mit einem langsamen und einem schnellen Stoffwechsel, auch werden die Nährstoffe wie Fett, Kohlenhydrate und Eiweiß unterschiedlich gut oder schlecht verwertet. Jedoch steht im Vordergrund immer ein Ungleichgewicht zwischen Nahrungsaufnahme und Bedarf. Dass eine Reduktion der Nahrungsaufnahme nicht unbedingt zum Abnehmen führt, ist eine traurige Tatsache. Eine Übersäuerung des Organismus behindert beispielsweise den Fettabbau. Zudem ist nicht die Menge an Lebensmitteln allein entscheidend, auch deren Qualität ist wichtig.

Jeder Mensch ist das Produkt der Lebensweise seiner Vorfahren, seiner eigenen Lebensweise und auch seiner Umwelt und der Erziehung, die ihm zuteil wurde. Untersuchungen zeigen, dass Kinder von normalgewichtigen Eltern später nur zu 10 % an Übergewicht leiden, ist ein Elternteil fettleibig, sind es schon 35 % der Kinder, bei Fettleibigkeit von Vater und Mutter erkranken bis zu 70 % später an Adipositas. Während Kleinkinder nicht übergewichtiger sind als vordem, zeigen Studien, dass es bei Schulkindern zu einem konstanten Anstieg an Körpergewicht kommt. Diese Tatsache hängt eng mit der Umwelt, mit Erziehungsfehlern, einem Fehlverhalten beim Essen und einer Verweigerung von sportlicher Bewegung zusammen. Unkontrolliertes und emotional gesteuertes Essen sind ebenso an der Entstehung der Fettsucht beteiligt.

Die Rolle der Hormone

Leptin/Dopamin

Das Appetit- und Sättigungszentrum liegt in einem Bereich des Gehirns, dem Hypothalamus. Das Regulationshormon für unser Essverhalten ist das Leptin. Menschen mit niedrigem

Ursachen des Übergewichts (eine Auswahl):

- **Essen gegen Frust oder Stress**
- **unregelmäßiges Essen**
- **falsches (unausgewogenes) Essen (Fastfood, TV-Dinner etc.)**
- **zu reichliches Essen**
- **Stoffwechselkrankheiten wie Diabetes**
- **hormonelle Störungen**
- **Essgewohnheiten der Vorfahren**

Leptinspiegel werden dick, eine Normalisierung des Hormonspiegels führt zu einem normalen Essverhalten. Ein weiteres wichtiges Hormon zur Regulierung der Nahrungsaufnahme ist das Dopamin, ein Vermittler von Zufriedenheit und Glücksgefühl. Bei einer Verringerung des Dopaminspiegels muss mehr gegessen werden, um das innere Belohnungssystem zu aktivieren, dies führt dann zu einem unkontrollierten Essverhalten und zu Übergewicht.[2]

Insulin, das Hauptstoffwechselhormon

Der Einbau von Körperfett wird durch das Hormon Insulin gesteuert. Unsere Bauchspeicheldrüse stellt Insulin her, um den Blutzuckerspiegel in engen Grenzen zu halten. Ein hoher Blutzucker wirkt direkt toxisch auf die Wände der Blutgefäße, insbesondere der kleinsten Gefäße, der Kapillaren. Es kommt zu Schädigungen der Nieren und der Augen, auch leidet die Durchblutung von Herz, Hirn und insbesondere der Beinarterien. Nehmen wir Nahrung auf, insbesondere schnell verwertbare Kohlenhydrate beispielsweise in Form von Süßigkeiten, Konfitüre, Kuchen und sonstigen Weißmehlprodukten, so steigt der Blutzucker rasch an, Insulin muss zur Verfügung gestellt werden, um wieder normale Blutzuckerwerte zu erhalten. Essen wir zuviele »schnelle« Kohlenhydrate, ist die Insulinmenge nicht mehr ausreichend.

Hohe Insulinspiegel im Blut fördern den Einbau von Fett in die Körperzelle, niedrige Spiegel mobilisieren Fett aus der Zelle.

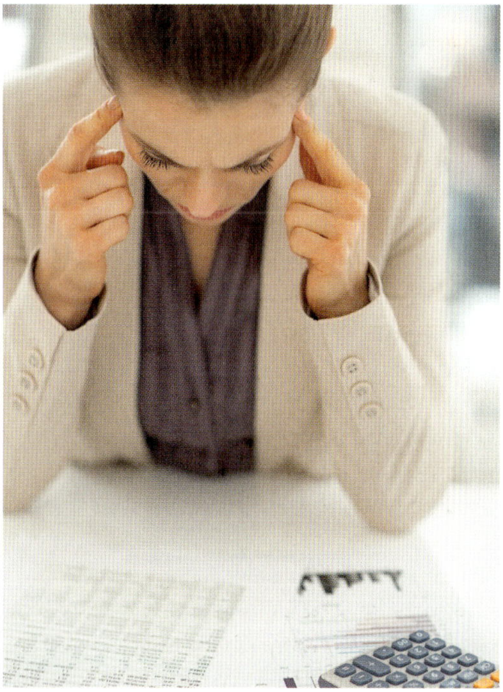

Stress und Erschöpfung führen zu einem hormonellen Ungleichgewicht und begünstigen Übergewicht.

Das Stresshormon Cortisol

Die Stressbelastung etwa durch Beruf, Lärm, schulischen oder universitären Leistungsdruck und familiäre Probleme beispielsweise durch die Doppelbelastung Beruf/Haushalt haben in den letzten 20 Jahren immens zugenommen. Wer sich ständig unter Druck fühlt, hat einen hohen Cortisolspiegel im Blut. Ein hoher Cortisolspiegel veranlasst das Appetitregulationszentrum im Gehirn uns ständig zu signalisieren, dass wir uns Energie zuzuführen haben. Es ergeht somit der Befehl an unseren Körper: iss, iss, iss … Die Folge ist Einlagerung von Fett, besonders im Bauchraum.

Der menschliche Körper hat allerdings zwei Möglichkeiten mit dem Stresshormon umzugehen.

Die einen fahren bei Stress ihren Hormonspiegel dauerhaft hoch, diese ständige Cortisolbelastung führt in der Folge häufig zu Herzinfarkt, Schlaganfall, Arteriosklerose und Depressionen. Diese Gruppe holt sich die Energie vor allem aus den Körperreserven.

Etwa die Hälfte der Bevölkerung besitzt dagegen einen Schutzmechanismus gegen Dauerstress, sie gewöhnen sich daran und sind zunächst vor diesen stressbedingten Erkrankungen geschützt, haben aber weiterhin einen konstant hohen Cortisolspiegel. Diese Gruppe neigt dann zu Übergewicht, da sie sich die Energie überwiegend aus dem holen, was sie verzehren.

Was tun? Durch Gabe der Aminosäure Tryptophan wird der Serotoninwert im Blut gesteigert. Serotonin wird auch Glückshormon genannt, weil ein hoher Wert im Körper das Glücksgefühl steigert und gegen Depressionen wirkt. Durch den erhöhten Serotoninwert wird der Cortisolspiegel auf den Normalwert reguliert. Tryptophan ist unter anderem reichlich enthalten in Sojabohnen, Kakaopulver, Lachs, Haferflocken, Milch, Ei und Cashewkernen.[3]

Das kritische innere Bauchfett

Das Fett um die inneren Organe im Bauchraum, das viszerale Fett, wird inzwischen als eigenständige Hormondrüse angesehen. Es stellt ein hochaktives Organ dar, das zu einem deutlich erhöhten Risiko für Diabetes mellitus und für Erkrankungen der Herzkranzgefäße führt. Besonders Männer leiden an diesen Folgen des dicken Bauches. Stoffe, die von diesem Fettgewebe ausgesendet werden, führen zu einem Testosteronmangel, also zu einem Mangel an männlichem Geschlechtshormon. Ein Mangel an diesem Hormon fördert wiederum die Ablagerung von Fett im Bauchraum. Ein Teufelskreis ist entstanden.

Durch Änderung des Lebensstils, bei dem an erster Stelle eine entsprechende Ernährung steht, und durch Steigerung der Muskelmasse durch gezielte Bewegung wird dieser Kreislauf unterbrochen. Männer, die das Gesundheitsbewusstsein haben, bis ins hohe Alter nicht übergewichtig zu werden, erhalten sich den Testosteronspiegel ihrer Jugend.

Bei Frauen besteht nach den Wechseljahren ein Ungleichgewicht im Hormonstoffwechsel. Zu Beginn verringert sich der Progesteronspiegel, das Östrogen überwiegt daher. Dies führt zu einer Einlagerung von Fett um die Taille, es entsteht der Taillenring. Durch den naturgemäßen niedrigen Testosteronspiegel leiden Frauen nicht so stark an innerem Bauchfett, dennoch sollte gegengesteuert werden. Sinkt der Östrogenspiegel in den Wechseljahren weiter, fällt die Schutzwirkung dieses Hormons gegenüber Stressbelastungen weg.

Von einer Anpassung der Ernährung an die veränderte hormonelle Situation profitieren also Männer und Frauen.

Genauen Aufschluss über das innere Bauchfett gibt eine Messung der Körpermasse mit einer speziellen Waage. Dabei ist es wichtig den gesamten Körper zu messen, damit die Verteilung der Fettmasse ermittelt werden kann.
Diese Messung nennt man Impedanz-Analyse.

Übersäuerung und deren Folgen

Der Körper nimmt täglich über die Nahrung und Umwelteinflüsse Giftstoffe (dazu gehören Alkohol und Nikotin) sowie saure Produkte auf. Über Bindungen an Mineralstoffe, Spurenelemente, Vitamine und antioxidativ wirkende Substanzen werden diese Stoffe neutralisiert und können ausgeschieden werden.

Dies geschieht durch Abatmung von Kohlendioxid über die Lunge. Über die Nieren werden wasserlösliche Gifte ausgeschieden. Der Körperschweiß transportiert Mineralsalze nach außen. Auch das Lymphsystem ist ein Transportweg zur Ausscheidung von unerwünschten Stoffen.

Diese Ausscheidungssysteme haben aber eine begrenzte Kapazität. Fallen nun große Mengen von Giftstoffen an, lagern sich die zurückbleibenden als »Abfälle«, als Schlacken im Körper ab. Dies geschieht bevorzugt im Bindegewebe und im Fettgewebe. Bei einem Lymphstau lagert sich die Transportflüssigkeit, die Lymphe, bevorzugt in den Beinen ein, es kommt zum Lymphödem. Können die Nieren nicht mehr genügend der anfallenden Salze filtrieren, lagern sich die winzigen Salzkristalle in den Gelenken ein, es entsteht das Krankheitsbild der Gicht.

Das Bindegewebe ist jedoch unser größtes Schlackendepot. Man sieht das an erschlaffter Haut, übermäßiger Faltenbildung und Elastizitätsverlust. Das Bindegewebe ist auch zuständig für den Transport der Mineralsalze in die Zelle. Nach den Überlegungen von Dr. Schüßler kommt es nun zu einem Mineralsalzverlust in der Zelle, da der Übertritt der wichtigen Salze durch die Zellwand nicht mehr ausreichend ist. Die für die Gesundheit der Zelle notwendigen Mineralstoffe sind in den Geweben gebunden und stehen so nicht mehr zur Verfügung. Das klingt erst mal verwirrend, da ja zu viele Mineralsalze da sind, jedoch liegen diese nicht in geeigneter Form vor. In den Lehrsätzen zwei und drei wird dies von Schüßler festgehalten. **Die Schüßler-Salze Nr. 8 Natrium chloratum, Nr. 9 Natrium phosphoricum und Nr. 10 Natrium sulfuricum werden bei Störungen des Wasserhaushaltes, für den Kohlesäureaustausch in der Lunge, zur Lösung der Harnsäure im Blut und für eine erhöhte Nieren- und Blasentätigkeit eingesetzt.**

Die Ausscheidung von Giftstoffen erfolgt über die Organsysteme der Lunge, der Nieren, der Haut und der Lymphgefäße. Unterstützend wirken die Schüßler-Salze Nr. 8, Nr. 9, Nr. 10.

Wie kommt es zu einer Übersäuerung?

Der chemische Ausdruck Säure oder Base wird über den pH-Wert definiert. Eine Werteskala zwischen 1 und 14 wird zur Einteilung eines Stoffes in sauer oder basisch angewendet. Etwas ist sauer, wenn der pH-Wert im Bereich von unter 7 liegt, darüber beginnt der basische Teil.

Bestimmte Körpergewebe wie der Dickdarm und die Scheide müssen im sauren Bereich liegen, die anderen Gewebe sind eher basisch. Um ein gut funktionierendes Gleichgewicht zwischen sauer und basisch zu erhalten, kommt es auf die ausgewogene Ernährung an. Eine gesunde Ernährung mit viel Gemüse, Salat und Obst, mit wenig Fleisch und tierischem Eiweiß versorgt uns mit Nährstoffen, die für ein entsprechendes Gleichgewicht sorgen.

Was führt zur Übersäuerung:

- **Lebensmittel tierischen Ursprungs wie Fleisch, Wurst, Schinken, Fisch**
- **besonders alles vom Schwein, von der Gans, vom Wild**
- **Milchprodukte wie Käse, Milch, Sauermilchprodukte außer Buttermilch**
- **Getreideprodukte aus Weißmehl wie Kuchen, Weißbrot, Toastbrot, Nudeln**
- **Zucker (Süßigkeiten)**
- **Limonade (auch Cola!)**
- **Alkohol, Nikotin**
- **Kaffee, schwarzer Tee**
- **Konservierungsstoffe, Farbstoffe, Süßstoffe, Glutamat als Geschmacksverstärker, scharfe Gewürze wie Essig, Pfeffer, Curry, Senf**
- **Kochsalz in jeder Form, auch in gebratenen und gepökelten Speisen**
- **Sehr viel Sport bedeutet einen erhöhten Anfall von Laktat (Milchsäure).**

Liegt ein Übergewicht säurebildender Nahrungsmittel vor, so bilden sich Mineralsalze, die als Schlacken abgelagert werden. Die daraus sich entwickelnden Beschwerden häufen sich über die Jahre der Fehlernährung. Man beginnt, sich müde und nicht leistungsstark zu fühlen. Auch Erkrankungen wie Rheuma, Arthrose, Gallensteine, Bluthochdruck bis hin zum Herzinfarkt und Schlaganfall können auf eine Übersäuerung zurückzuführen sein. Chronische Übersäuerung führt zu einer vermehrten Produktion von Gewebehormonen, den Kininen. Diese spielen bei der Entstehung von Schmerzen, Entzündungen und Allergien eine große Rolle. Wenn man dann zur Schmerzbekämpfung Acetylsalicylsäure einsetzt, ist das konterproduktiv, da es sich eben um eine Säure handelt. Bei chronischen Schmerzen wird also eine chronische Übersäuerung vermutet. Es wurde festgestellt, dass bei Zugabe von Basen Rückenschmerzen erheblich gebessert werden.

Das Ungleichgewicht im Mineralstoffhaushalt

Mit einer Ernährungsweise, die aus viel Fleisch, Wurst, Brot aus Weißmehl und Fertigprodukten besteht, nehmen wir überwiegend säurebildende Nahrungsmittel auf. Das entstehende Ungleichgewicht ist ungünstig. Das soll hier an einem Beispiel erläutert werden.

Das Mineral Kalzium wirkt basisch, sein Gegenspieler das Phosphor hingegen sauer. Beide Mineralstoffe sind notwendig zum Aufbau von Knochen. Sie müssen jedoch in einem richtigen Verhältnis zueinander stehen, der Kalziumgehalt sollte überwiegen. Fällt durch falsche Ernährung zuviel Phosphor an, bilden sich unlösliche Salze und das wichtige Kalzium steht so nicht mehr zum Aufbau von den Knochen, Zähnen und dem Stützgewebe zur Verfügung.

Viele Limonaden enthalten einen hohen Anteil an Phosphat (dem Salz der Phosphorsäure), ständiger Genuss führt damit zu einer Übersäuerung. Die prozentuale Verteilung von säurebildenden zu basenbildenden Lebensmitteln sollte etwa 20 zu 80 betragen.

Was sollen wir essen?

Alle Stoffwechselerkrankungen und viele Leiden sind auf die falsche Zusammenstellung der Ernährung, insbesondere auf den Genuss von zuviel säurebildender Kost zurückzuführen. An erster Stelle der stark säurebildenden Lebensmittel stehen Fleisch und Wurst und alle Lebensmittel, die tierisches Eiweiß enthalten.

Was sollen wir trinken?

Wasser ist von der Menge der wichtigste Bestandteil des menschlichen Körpers. Der Anteil am Körpergewicht beträgt je nach Alter und Geschlecht zwischen 45 % und 70 %. Das Wasser transportiert wichtige Substanzen und versorgt so die Zellen. Zur Ausscheidung von Abbauprodukten über die Nieren ist eine ausreichende Wassermenge für uns ebenfalls lebensnotwendig. Der tägliche Flüssigkeitsverlust über die Nieren, die Haut, die Lunge und den Stuhl muss jeweils zeitnah wieder ausgeglichen werden. Wird

Bevorzugte basenbildende Nahrungsmittel

- **alle grünen Gemüse, besonders Brokkoli, Spinat, Mangold, Grünkohl, Rosenkohl**
- **alle Obstsorten, auch getrocknete Früchte**
- **Salate gemischt aus grünen Sorten, möglichst nur mit Zitronensaft und guten kalt gepressten Ölen angemacht**
- **Gemüse-Kochwasser für Suppen und Soßen verwenden**
- **Küchenkräuter wie Zwiebeln, Petersilie, Schnittlauch, Kresse, Dill, Estragon, Minze usw.**
- **Nüsse in jeder Form mit Ausnahme der Erdnuss, die stark säurebildend wirkt**
- **Kartoffeln in der Schale gekocht**
- **als Getränke (ungesüßter) Kräutertee, Fruchtsäfte, Gemüsesäfte, Buttermilch**

Kombiniert werden sollten die überwiegend basischen Nahrungsmittel bevorzugt mit solchen, die milde Säurebildner sind und gleichzeitig den Vorteil haben, viele Vitalstoffe zu bergen. Das Gleichgewicht im Mineralstoffhaushalt wird so erhalten.

»Gute« Säurebildner

- **Hülsenfrüchte (Linsen, Kichererbsen, Bohnenkerne, getrocknete Erbsen)**
- **Mais, Hirse, Gerste, Hanfsamen**
- **Quinoa, Amaranth, Buchweizen**
- **Ölsaaten (Kürbiskerne, Leinsamen, Sesam, Mohn, Sonnenblumenkerne)**
- **Bulgur und Couscous in kleinen Mengen**
- **Bio-Eier**
- **Sojaprodukte in Maßen (Tofu, Sojajoghurt, Sojadrink)**

zuwenig Wasser zugeführt trocknet der Körper aus, bereits eine Verminderung des Gesamtkörperwassers um 0,5 % ruft ein Durstgefühl hervor. Zu Leistungseinschränkungen führt eine Verringerung des Körperwassers um 3 %. Besonders die Konzentrations- und Reaktionsfähigkeit nehmen ab. Lebensbedrohlich wird ein Verlust von 20 %. Bereits ein Durstgefühl ist Ausdruck einer negativen Wasserbilanz. Eine wünschenswerte Zufuhr liegt bei gemäßigten Temperaturverhältnissen und geringer körperlicher Belastung bei 1,5 l täglich.

Empfehlenswerte Getränke

Natürliches (stilles) Mineralwasser ist reich an Kalzium und Magnesium und ergänzt so die Mineralstoffaufnahme. Ungesüßte Kräuter- und Früchtetees enthalten zusätzlich Mineralstoffe und Vitamine; z. B. enthält Hagebuttentee Vitamin C. Diese Teesorten enthalten mit Ausnahme von Matetee kein Koffein und sind deshalb nicht anregend und so auch für Kinder geeignet. Leitungswasser unterliegt als Trinkwasser einer strengen Kontrolle und kann unbedenklich genossen werden.

Weniger empfehlenswerte Getränke

Kaffee, schwarzer und grüner Tee sind aufgrund ihres Gehalts an Koffein als Genussmittel anzusehen. Gegen einen moderaten Genuss von etwa drei Tassen täglich ist nichts einzuwenden, selbstverständlich nicht für die Kinderernährung. Saftschorlen im Mischungsverhältnis 1:3 (Saft zu Wasser) sind ideale Durstlöscher, sie liefern schnell verfügbare Energie nach dem Sport und enthalten neben Vitaminen, wichtige Mineralstoffe wie Natrium und Kalium. Kalorienreduzierte Getränke (sogenannte Light-Getränke) können die Energiezufuhr reduzieren, wenn diese anstelle von hochkalorischen Getränken wie Fruchtsäften und Limonaden getrunken werden. Jedoch sind die Auswirkungen der darin enthaltenen Zuckeraustauschstoffe auf das Appetitregulationszentrum im Gehirn ungünstig. Molke enthält die wasserlöslichen Bestandteile der Milch wie Eiweiß, Milchzucker und Mineralstoffe wie Kalzium und Kalium. Auch enthält die Molke einen hohen Anteil der wasserlöslichen B-Vitamine. Da das Milchfett weitgehend entfernt wurde, kann die naturreine Molke auch als energiearmes Getränk empfohlen werden.

Getränke, die zu vermeiden oder nur mäßig zu genießen sind

Alle mit Zucker gesüßten Getränke (also beispielsweise Limonaden, Fruchtsaftgetränke, Fruchtnektare und Eistee) sollten nur in äußerst geringen Mengen getrunken werden. Ein mehr als mäßiger Konsum dieser Getränke erhöht das Risiko für Adipositas und Diabetes mellitus. Getränke, die von Natur aus süß sind, fallen nicht darunter. Milch zählt zu den tierischen Lebensmitteln und ist folgerichtig nicht als »Durstlöscher« geeignet. Allerdings enthält Milch wertvolle Inhaltsstoffe (etwa Kalzium) und darf in Maßen genossen werden.

---

2 AdipositasSpektrum, Ausgabe 1-2013, 9. Jahrgang

3 nach Professor Dr. med. Achim Peters, Universität Lübeck

3. Die **Ernährungstherapie**

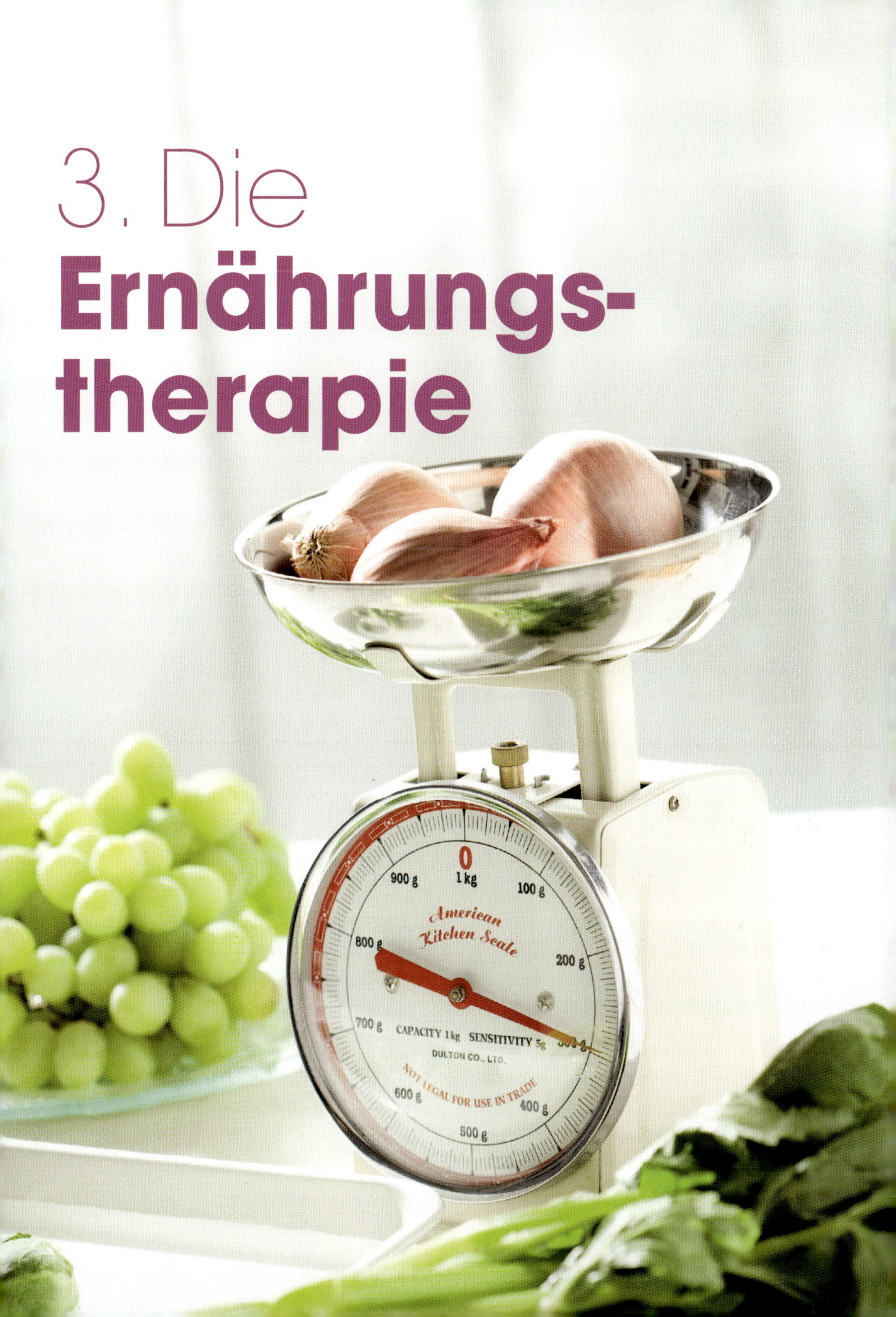

Warum ist die Frage nach dem **richtigen Gewicht** zu stellen?

Wie in den bisherigen Kapiteln dargelegt, können die Ursachen von Fettleibigkeit unterschiedlicher Natur sein. Je nach diesen Ursachen muss die biochemische Behandlung mit Schüßler-Salzen ausgerichtet werden. Erfahrungsgemäß müssen alle an Übergewicht leidenden Personen größere und häufigere Dosierungen der Mineralsalze einnehmen. Außerdem ist zu beachten, dass bei übermäßiger Ernährung und Bewegungsmangel auch bei einer gesunden Stoffwechsellage das Fettgewebe zunimmt und das Körpergewicht steigt. Eine Änderung der Nahrungsgewohnheiten und regelmäßige Bewegung sind begleitend unumgänglich. Eine Ernährungstherapie nach Dr. Schüßler ist da eine ausgezeichnete Möglichkeit der Ernährungsumstellung.

Nach Meinung der Fachleute sind ca. 60 % aller vorzeitigen Todesfälle durch wenige Faktoren verursacht. Das sind eine ungesunde Ernährung mit zuviel Fett, zuviel Zucker und zu große Essensportionen. Dann folgen Rauchen von Zigaretten, Zigarren und Pfeife, auch der übermäßige Alkoholgenuss zählt dazu.

Ein weiteres großes Risiko ist die unzureichende Bewegung – auch (oder gerade) im Alltag. Jedoch sehen über 50 % der Deutschen darin keine Gefahr und schätzten die Risiken, dadurch krank zu werden, als gering ein.

Warum gelingt es den Menschen nicht, sich gesünder zu ernähren und damit schon der Entstehung von Übergewicht vorzubeugen?

Auf den Seiten 24 bis 30 haben wir uns bereits mit den Ursachen des Dickseins beschäftigt und dort vor allem auf die physiologischen Grundlagen konzentriert. In diesem Kapitel stehen soziale und psychologische Aspekte im Vordergrund sowie Ernährungsempfehlungen, die auf der Basis sowohl der physiologischen als auch der psychologischen Erkenntnisse sinnvoll sind.

Dick ist niemand gerne freiwillig

Das Krankheitsbild des Übergewichts bzw. der Fettsucht hat mit Disziplinlosigkeit oder Bequemlichkeit wenig zu tun. Auch aus maßvollem Übergewicht kann bei entsprechender genetischer Veranlagung eine Fettsucht mit erheblichem Krankheitswert entstehen. Eine zielgerichtete Therapie ist unumgänglich, weil die Erkrankung mit körperlichen und seelischen Belastungen für die Betroffenen einhergeht. Diskriminierung und Ausgrenzung durch die Gesellschaft sind nicht selten. Es finden sich immer völlig fremde Menschen, die ungefragt mit Tipps zum Abnehmen, mit Empfehlungen für eine »richtige« Ernährung oder auch mit Aufforderungen zum Sport an diese Übergewichtigen herantreten. Mit ihren körperlichen und psychischen Problemen alleingelassen, ist der soziale Rückzug wahrscheinlich. Eine solche Lebenssituation beantworten viele Dicke mit vermehrtem Frustessen.

Ursachenforschung

In den letzten 20 Jahren wurde aufwendig geforscht, um die biologischen Grundlagen von Übergewicht für Maßnahmen zur Vorbeugung zu nutzen. Eindeutige Ergebnisse liegen bis heute jedoch nicht vor. Die bisherigen Untersuchungen haben aber ergeben, dass bei Übergewicht von Kindern eine Relation zum Gewicht der Eltern besteht. Übergewichtige Kinder haben häufig übergewichtige Eltern. Der soziale Status spielt eine bedeutende Rolle, die meisten Übergewichtigen finden sich in sozial benachteiligten Gruppen, dies zeigt sich bereits nach dem zweiten Lebensjahr. Frühe Einflüsse vor und nach der Geburt und in den ersten Lebensjahren, wie das Rauchen der Mutter in der Schwangerschaft, die Gewichtszunahme der Schwangeren und ein hohes Geburtsgewicht, Nichtstillen und eine erhöhte Gewichtszunahme im ersten Lebensjahr führen deutlich öfter zu Übergewicht. Eine Schlafdauer unter acht Stunden pro Tag und ein Medienkonsum von über drei Stunden pro Tag bedeuten ein erhöhtes Risiko für Übergewicht.

Bei Erwachsenen sind ein regelmäßiger Alkoholkonsum, Schlafmangel und ein erhöhter Medienkonsum wesentliche Treiber eines eher ungesunden Lebensstils und von Übergewicht.[4]

Die Betroffenen werden nach wie vor für ihre Probleme selbst verantwortlich gemacht. Obwohl die genetische Bedeutung für die Entstehung der

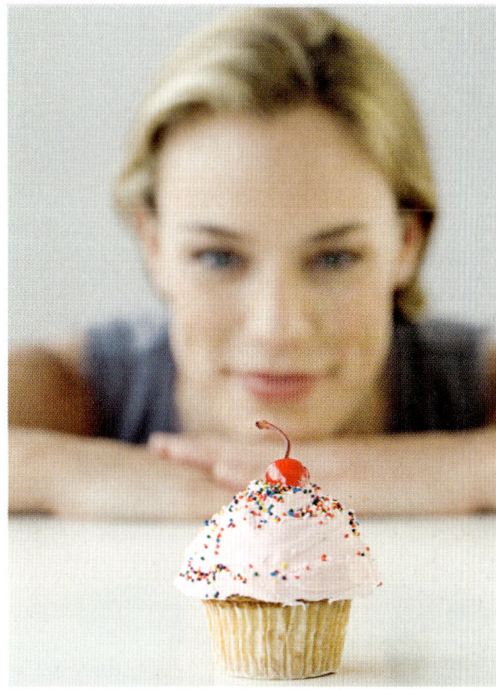

Genuss lernen und Gewichtsprobleme vermeiden

Fettsucht bekannt ist, obwohl viele Dicke bei den Bemühungen um Normalgewicht durch viele Diäten in die Jojo-Falle tappen, preist die Lebensmittelindustrie mit einem gigantischen Werbeaufwand hochkalorische, fett- und zuckerhaltige Produkte. Diese mitunter sogar als gesund dargestellten Lebensmittel werden in großen Mengen schon von Kindheit an konsumiert und Menschen mit einer genetischen Veranlagung für Übergewicht gehen ungewollt in die Falle. Der amerikanische Forscher Professor Mark S. Gold behauptet, dass das steigende Übergewicht aus den immer neu entworfenen Nahrungsmitteln entsteht und nicht einer willenlosen und disziplinlosen Charaktereigenschaft der Betroffenen geschuldet ist. Die neu entwickelten Nahrungsmittel seien teilweise »entworfen«, um eine drogenartige Wirkung zu erzeugen.[5]

Das richtige Gewicht

Die Folgen von Übergewicht

Mit zunehmendem Körpergewicht steigt die Gefahr, ernsthaft zu erkranken. So belastet das hohe Gewicht den Bewegungsapparat, es kommt zu Gelenkschmerzen und Veränderungen an den Gelenken, besonders die Kniegelenke sind dabei betroffen. Der Bluthochdruck entsteht, wenn das Herz gegen einen erhöhten Widerstand anpumpen muss, wenn die Blutgefäße verengt sind. Fettstoffwechselstörungen zeigen sich durch eine erhöhte Menge an Blutfetten, dem Cholesterin und den Triglyceriden, diese sind eng mit einer Aufnahme von vielen ungesunden Kohlenhydraten gekoppelt. Die Blutfette lagern sich an den Gefäßwänden an, führen zu einer Verengung bis zu einem vollständigen Verschluss des Gefäßes. Die Folge sind Herzinfarkt und Schlaganfall.

Es besteht eine enge Beziehung von großen Massen an Bauchfett (viszerale Fettmasse) und einem erhöhten Sterblichkeitsrisiko an einem Herzinfarkt. Es ist günstig, weder zu dick noch zu dünn zu sein, aber am ungünstigsten ist ein großer Bauchumfang mit einer hohen viszeralen Fettmasse. Daraus leiten die Herzspezialisten ab, dass man sich in der Vorbeugung besonders auf die Verminderung dieser Bauchfettmasse konzentrieren soll.

Auch die Zuckerkrankheit (Diabetes mellitus Typ 2) wird häufig durch Übergewicht ausgelöst. Das körpereigene Insulin, das in der Bauchspeicheldrüse hergestellt wird, kann aufgrund der hohen Fettmasse nicht mehr richtig wirken. Die Aufgabe des Insulins ist, die Energie in die Körperzelle zu schleusen und den Fetthaushalt zu regulieren. Ist nun in Relation zum Fettanteil im Körper zuwenig Insulin vorhanden, steigt der Blutzuckerspiegel an. Es muss wieder mehr Insulin von außen zugeführt werden. Viele stark Übergewichtige leiden am Schlafapnoe-Syndrom, dabei setzt während des Schlafes immer wieder die Atmung über einen längeren Zeitraum aus, es kommt zu einer Unterversorgung an Sauerstoff. Verursacht wird dies durch eine mechanische Einengung der Organe im Halsbereich bei massiv erhöhtem Halsumfang durch Fetteinlagerung. Dies äußert sich in dauernder Müdigkeit bis hin zum spontanen Einschlafen während des Tages.

Fett lässt Tumore wachsen

Es scheint einen direkten Zusammenhang zwischen Körperfett und Krebs zu geben.

Studien zufolge sind etwa 5 % der Krebserkrankungen bei Frauen und 3 % bei Männern in Deutschland auf Adipositas zurückzuführen. Weltweit sind 1,5 Milliarden Menschen übergewichtig. Bis zu 50 % der Erkrankungen können bei einzelnen Krebsarten durch eine Stoffwechselfehlfunktion erklärt werden.

Eine direkte Folge des zu hohen Gewichts ist die Fettleber, die einen Risikofaktor für Leberkrebs darstellt. Das Fettgewebe, besonders das viszerale Fett (Bauchfett), ist neben seiner Funktion als Energiespeicher auch eine wichtige Hormondrüse. Das wichtigste Beispiel ist Leptin. Dieses Hormon kontrolliert den Appetit und scheint gleichzeitig die Tumorbildung zu fördern. Übergewichtige Menschen produzieren aufgrund des vermehrten Fettgewebes mehr Leptin. Damit kann zumindest teilweise erklärt werden, wieso Übergewicht das Krebswachstum fördern kann.

Weiter kommt es zu Entzündungsreaktionen; zwischen Entzündungszellen und Fettgewebe besteht ein enger Zusammenhang. Je höher das Übergewicht, desto mehr Entzündungszellen wandern in das Fettgewebe ein. Die Entzündungsreaktionen bewirken ein Wachstum von Tumorzellen. Die Insulinresistenz, die häufig bei Übergewichtigen auftritt, fördert ebenso das Zellwachstum. Hohe Insulinspiegel verursachen deutlich mehr Brusttumore.[6]

Leptin ist ein Eiweiß-Hormon, das 1994 vom Molekularbiologen Jeffrey Friedman entdeckt wurde. Das Hormon reguliert das Appetitverhalten und den Fettstoffwechsel. Die Bildung erfolgt in den Fettzellen des Körpers.

Der Gewichts-Check

Es gibt verschiedene Methoden, mit deren Hilfe man das Körpergewicht objektiv einzuschätzen vermag. Bewährt hat sich dabei die Berechnung des Body-Mass-Index (BMI).

So wird der BMI berechnet:

Körpergewicht (kg) geteilt durch Körpergröße (m) x Körpergröße (m)
Beispiel: das Gewicht beträgt 70 kg und die Körpergröße 1,60 m. Der BMI berechnet sich dann folgendermaßen:
70 kg : (1,60 x 1,60) = 27,3

Neben dem reinen Körpergewicht spielen jedoch der Gesamt-Körperfett-Anteil und die Körperfettverteilung eine entscheidende Rolle. Deshalb werden auch die Messungen des Körperfettes mit verschiedenen Methoden, der Bauchumfang und der Taillen-Hüft-Quotient zur Beurteilung des Risikos für Erkrankungen herangezogen. Sinnvoll ist eine Kombination aus allen diesen Untersuchungen.

Für die Bewertung des BMI für Erwachsene werden Bereiche festgelegt die eine Aussage über das Körpergewicht mit dem damit verbundenen Krankheitsrisiko zulassen. Für Leistungssportler, sehr große Personen oder Schwerstarbeiter gelten diese Werte nicht. Auch für Kinder sind andere Richtwerte maßgebend.

Bewertung des BMI für Erwachsene

- **BMI unter 18,5 bedeutet Untergewicht**
- **BMI zwischen 18,5 und 24,9 entspricht dem Normalgewicht**
- **BMI zwischen 25,0 und 29,9 bedeutet Übergewicht**
- **BMI 30,0 und höher, Fettsucht (Adipositas) liegt vor**

Der Bauchumfang

Gemessen wird der Umfang in Höhe des Bauchnabels. Für Männer liegen die empfohlenen Werte bei maximal 102 cm, liegt etwa ein hoher Blutdruck oder ein anderer Risikofaktor vor, wie hohe Blutfette, Diabetes mellitus oder eine Herzerkrankung, dann gilt ein Richtwert von 94 cm. Frauen sollten höchstens einen Bauchumfang von 88 cm haben.

Der Taille-Hüft-Quotient oder der Birnen- oder Apfeltyp

Eine wichtige Methode zu objektiven Beurteilung des Körperfettanteils bei leichtem Übergewicht ist der Taille-Hüft-Quotient (T/H-Quotient). Für die Berechnung legt man ein Maßband in der Mitte zwischen dem Unterrand des Rippenbogens und den Hüftknochen an. Dann wird der Umfang der Hüfte auf der Höhe des Hüftknochens gemessen. Der Taillenwert wird nun durch den Hüftwert geteilt. Je größer die so erhaltene Zahl ist, desto mehr Fett sitzt am Bauch. Die Fettverteilung gleicht der Form eines Apfels. Bei geringem Quotienten sitzt das Fett hauptsächlich auf Hüfte, Po und Schenkeln und die Fettverteilung entspricht eher einer Birnenform.

Nahrungsmittel mit hochwertigen Proteinen:

- **Eier: enthalten nach der Molke den höchsten Anteil an essentiellen Aminosäuren (Bausteine der Eiweißarten), sie sind bekömmlich und können in einer Menge bis zu 8 Stück in der Woche gegessen werden. Es sollte Bio-Herkunft bevorzugt werden.**
- **Fisch: ebenfalls eine hochwertige Eiweiß-Quelle und sollte zweimal in der Woche auf dem Speiseplan stehen.**
- **Hülsenfrüchte wie Bohnenkerne, Linsen, Kichererbsen sind eine wertvolle pflanzliche Eiweißquelle, besonders für Vegetarier und Veganer.**
- **Nüsse: Paranüsse, Mandeln und Walnüsse sind besonders empfehlenswert und versorgen für einen gesunden Muskelaufbau den Körper zusätzlich mit den Mineralien Calcium, Eisen, Magnesium und Selen.**
- **Hafer: besitzt ein ausgewogenes Eiweiß mit allen notwendigen Baustoffen. Zum Frühstück als Brei oder Müsli genossen, ist der Hafer besonders für Diabetiker gut geeignet.**
- **Quinoa: hat ein ähnliches Eiweiß wie Rindfleisch und wertvolle Mineralien wie viel Eisen und Magnesium. Der Gehalt an B-Vitaminen ist hoch.**
- **Spinat und Brokkoli: Diese grünen Gemüse haben einen hohen pflanzlichen Eiweißanteil und antioxidative (zellschützende) Eigenschaften.**
- **Beeren: haben viele Vitamine und antioxidative Substanzen (besonders die Vitamine C und E), die für das Muskelwachstum und ein gesundes Gewebe notwendig sind.**
- **Hanf: gibt es in verschiedenen Varianten und enthält 24 % Eiweiß und viel Vitamin B2, das sonst nur noch in tierischen Produkten wie Milch und Fleisch in ausreichender Menge vorkommt.**
- **Lupine: liefert basische pflanzliche Eiweiße ohne Purin-Anteile. Wertvoll für Menschen mit Gicht und erhöhter Harnsäure. Wirkt einer Übersäuerung entgegen.**
- **Reis: liefert B-Vitamine B1 und B2 und ist leicht verdaulich. Als ungeschälter roter Reis besonders reichhaltig. Enthält wenig Natrium, Kalziumund Kalium und wirkt deshalb entwässernd, geeignet für Menschen mit hohem Blutdruck.**

Ungünstig von der Fettverteilung her ist die Apfelform, da sich hier das Fett am Bauch sammelt und ein Risiko für Herz-Kreislauf- und Stoffwechselerkrankungen bildet. Das Abnehmen ist hier aber leichter als beim Birnentyp, denn das Fett an Hüfte, Gesäß und Schenkeln ist sehr viel hartnäckiger zu mobilisieren als das Bauchfett. In der Regel neigen Männer eher zum Apfeltyp und Frauen eher zum Birnentyp.

Fettzange und Fettwaage

Mit der Fettzange kann über die Hautfaltendicke an bestimmten Körperstellen der Körperfettgehalt geschätzt werden. Das Unterhautfettgewebe macht einen großen Teil des Fettspeichers aus und lässt deshalb Rückschlüsse auf den gesamten Anteil an Fett im Körper zu. Die Hautfaltendicke wird gemessen am inneren und äußeren Oberarm, über dem Beckenkamm und unter dem Schulterblatt.

Mit einer Fettwaage kann der Körperfettgehalt ebenfalls bestimmt werden. Da Fett einen anderen Widerstand aufweist als Knochen- und Muskelsubstanz, lässt sich der prozentuale Anteil über schwache elektrische Impulse, die durch die Fußsohle geleitet werden, messen.

Der gesunde Körperfettanteil ist abhängig von Alter und Geschlecht und sollte bei Frauen zwischen 21 % und 30 %, bei Männern zwischen 8 % und 25 % liegen.

Wenn Sie Normalgewicht haben, aber einen hohen Körperfettanteil, geht es nicht darum, Gewicht zu verlieren, sondern die Muskelmasse zu erhöhen. In der Muskulatur findet die Verbrennung statt, es gilt also über eine Ernährungsumstellung und ein regelmäßiges Training, die Muskelmasse zu erhöhen.

Muskelaufbau mit gesunder Ernährung

Zu einem erfolgreichen Aufbau der Muskulatur werden Nahrungsmittel mit einem hochwertigen Eiweißanteil ausgewählt und regelmäßig gegessen.

Diese Nahrungsmittel sind in den Rezepten des 4-Wochen-Ernährungsplans angemessen berücksichtigt.

4 M. J. Müller: Prävention von Übergewicht und Adipositas, Adipositas 3/2013.

5 Quelle: AdipositasSpektrum, Ausgabe 4-2013, 9. Jahrgang.

6 Herzig S., Vortrag »Cancer and the Metabolic Syndrome: Searching für connections«, Presseworkshop des Deutschen Krebsforschungszentrums, Heidelberg 2014.

Die **biologischen Lebensregeln** von Dr. Schüßler

Die biochemische Heilmethode – wie Schüßler sie in seinen Werken darstellt – ist ein Teil der biologischen und naturgemäßen Heilweisen. Sie befassen sich mit der Reparatur von Krankheiten, die durch ein nicht biologisches Verhalten eingetreten sind. Die Heilung einer Krankheit ist nur möglich, wenn der Mensch gleichzeitig die biologischen Lebensregeln einhält.

Jeder Mensch ist das Produkt seiner eigenen Lebensweise, seiner Erziehung, seiner sozialen Schicht sowie der Lebensweise seiner Vorfahren. Jeder Mensch ist zudem gleichzeitig der Vorfahr künftiger Generationen und bestimmt als solcher wiederum die Lebensweise seiner Nachkommen mit. Unter den biologischen Lebensregeln spielt nun die Ernährung (Qualität und Quantität) die weitaus wichtigste Rolle. Das bedeutet in die moderne Zeit übertragen, eine Regulierung des eigenen Lebensstils. Am längsten bleibt man gesund, wenn folgende Empfehlungen umgesetzt werden.

Die gesunde Ernährung

Auf dem Gebiet der Ernährung herrschen kontroverse Vorstellungen darüber, was nun gesund und richtig für den Organismus ist. Tatsache ist, dass eine rein vegetarische oder vegane Kost nicht für jeden zuträglich ist, besonders dann nicht, wenn im höheren Lebensalter damit begonnen wird. Der menschliche Darm ist nach seiner Länge und seiner physiologischen Form auf die Verarbeitung einer gemischten Kost eingerichtet. Eine sogenannte naturgemäße Ernährung besteht aus der Forderung, dass man die Speisen

Biologische Regeln für ein gesundes Leben:

- **Nichtraucher sein**
- **normaler Blutzuckerwert zwischen 100 mg/dl und 80 mg/dl**
- **normaler Cholesterinspiegel unter 200 mg/dl**
- **Blutdruck im empfohlenen Bereich von 135 mm Hg zu 85 mm Hg**
- **gesunde vitamin- und mineralstoffreiche Ernährung (wenig tierisches Fett, viele Ballaststoffe)**
- **altersentsprechendes normales Körpergewicht**
- **regelmäßige Bewegung**

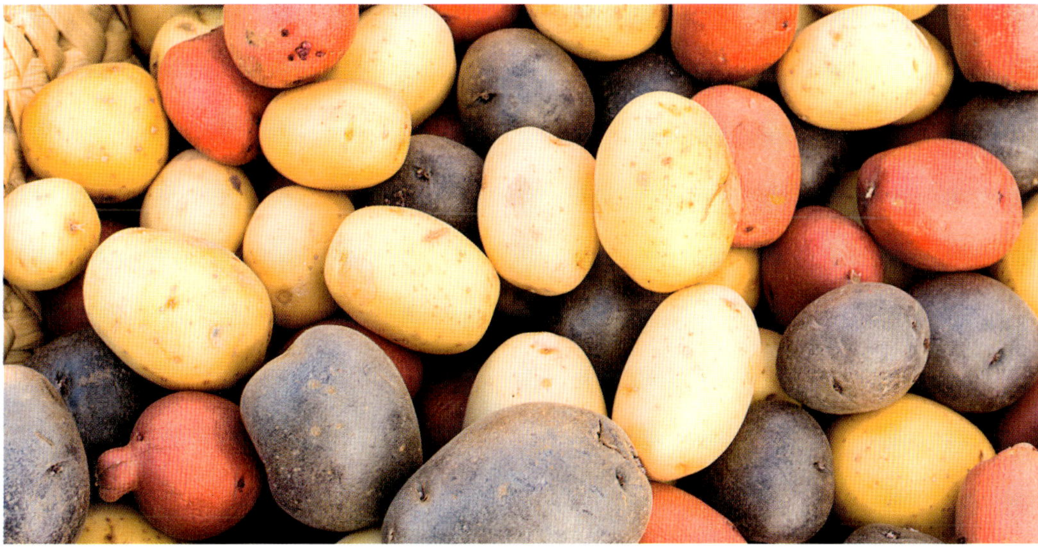

Kartoffeln als wertvoller Bestandteil einer naturgemäßen Ernährung

»so naturbelassen wie möglich« (nach Professor Kollath) genießen soll. Jedoch sind manche Produkte in ihrer natürlichen Form nicht genießbar (z.B. Kartoffeln) oder sie werden durch eine schonende Bearbeitung biologisch wertvoller und besser verdaulich. Dies gilt beispielsweise für das Hühnerei, das in weich gekochtem Zustand für unseren Stoffwechsel vorteilhafter ist als in roher Form.

Die Durchführung einer naturgemäßen Ernährung scheitert oft an der Tatsache, dass sich der Verbraucher und erst recht der hilfebedürftige Patient nicht mehr auskennt, welche der zahlreichen »Ernährungsvorschriften« denn nun eigentlich richtig sind.

Dr. Schüßler hat als Leitlinien zwei Ernährungsvorschriften herausgegeben, die auf die moderne Zeit angewendet werden können. Es wäre ein grundlegender Irrtum zu glauben, dass nichts weiter zu tun sei, als einfach die entsprechenden biochemischen Mittel ordnungsgemäß einzunehmen. Es muss der Patient die Bedingungen, die zu seiner Erkrankung geführt haben, abstellen oder jedenfalls verändern. Der größte Teil aller chronischen Erkrankungen ist auf eine falsche Lebensweise, insbesondere auf eine falsche Ernährungsweise, zurückzuführen. Will der Betroffene also wirklich Heilung finden, muss er seine Ernährung umstellen.

Die Ernährungsvorschrift I – Rohkost und vegetarische Kost

Diese strenge Form setzt sich aus einer vorwiegend vegetarischen Kostform mit Einschluss von Rohkost zusammen.

Eine vegetarische Kost ist dann Rohkost, wenn sie ohne Hitzeeinwirkung zubereitet wird. Diese Rohkost sollte frisch und naturbelassen gegessen werden. Dies setzt voraus, dass die Nahrungsmittel nicht mit Pestiziden behandelt werden und dass auch die Böden biologisch gedüngt und bearbeitet sind.

Folgende wohlschmeckenden Nahrungsmittel sollten bevorzugt auf dem Speiseplan stehen: Beeren-, Kern-, Stein- und Hartschalenobst (Mandeln, Nüsse), Früchte mit Kapseln (Bananen) und Südfrüchte in Maßen (Ananas, Datteln, Feigen, Oliven und Zitrusfrüchte), Körnerfrüchte, Fruchtgemüse (Gurke, Kürbis, Melone, grüner Paprika, Tomate, Wassermelone), Honig und einige Blatt-, Wild- und Wurzelgemüse wie Radieschen, Rettiche und Karotten. Mechanisch veränderte Lebensmittel sind frisch gepresste Säfte, frisch gemixte Getränke aus Obst und Gemüse, heute Smoothies genannt, gedarrte, geschälte und gepresste Getreideprodukte wie Haferflocken. Kalt gepresste Öle sind ebenso zu empfehlen. Durch Gärungsprozesse wird Rohkost ebenfalls verändert. Dazu zählen Brei aus Getreidekörnern und Vollkornschrot, sowie gekeimte Körnerfrüchte und das Sauerkraut.

Für Rohkostsalate werden am besten verwendet: Mangold, Spinat, Rosenkohl, Rot- und Weißkohl sowie Wirsing. Zu empfehlen sind auch Artischocken, Blumenkohlröschen, Gurken, Kürbis, Gemüsepaprika, Tomaten, Melonen, Wassermelone, Feldsalat, Kresse, Endivien, Kopfsalat, Chicoreée, junge grüne Erbsen, Kohlrabi, Spargel, Rhabarber, Karotten, rote Rüben, Radieschen, Rettich, Meerrettich, Selleriewurzel, Schwarzwurzel, Zwiebeln, Lauch und Pilze. Zusätzlich bieten sich Wildgemüse wie Löwenzahnblätter und Sauerampfer an.

Tierische Produkte und Süßigkeiten, auch deren Biovarianten sind nicht erlaubt, jedoch Gewürze, die den Geschmack erhöhen und auch medizinische Wirkung aufweisen. Diese sind in erster Linie Majoran, Melisse, Dill, Kümmel, Basilikum und Pimpinelle (Pimpernelle, Bibernelle). Mäßig Salz in Form von Meer- und Kräutersalz und nur wenig Pfeffer können beim Abschmecken ergänzt werden.

Der Fettbedarf wird durch pflanzliche Fette in Form von Speiseölen und Pflanzenmargarinen gedeckt. Bis zu drei Esslöffel (etwa im Salatdressing) täglich sind für eine sinnvolle Versorgung an essentiellen Fettsäuren notwendig.

Die Ernährungsvorschrift II – lacto-vegetabile Kost

In der zweiten Stufe werden Milch- und Milcherzeugnisse (aber kein Fleisch und keine Wurst) in den Ernährungsplan mit eingebaut. Diese Kostform nennt man lacto-vegetabil. Es werden folgende Nahrungsmittel verwendet: rohes und gedämpftes Obst und Gemüse. Kartoffeln als Pellkartoffeln, dazu Vollkorn- und Vollkornschrotbrote, rohe und gekeimte Getreidekörner, Getreideflocken, Reis, Teigwaren, wenig ausgemahlene Mehle aus Getreide und Hülsenfrüchten, auch Sojamehl. Weiterhin gehören getrocknete Früchte, Rohrzucker, Butter- und Sauermilch, Joghurt, Kefir, Sahne, Butter, Quark, Frischkäse, mild gereifter Käse und kalt gepresste Öle zum Programm. Gewürze dürfen getrocknet oder frisch verwendet werden.[7]

---

7 Dr. K. Kirchmann, Biochemie Lexikon nach Dr. Schüßler, Ein Lehr-und Verordnungsbuch der biochemischen Heilmethode, Kirchmann-Verlag, 6. Auflage 1995.

Die **Ernährungsformen** mit überwiegend **pflanzlichen** Nahrungsmitteln

Essen unterliegt wie vieles im Leben auch modischen Trends. So ist es aus verschiedenen Gründen seit mehreren Jahren »in« Veganer zu sein. Dieses zeitgeistige Auf und Ab gilt auch für Diäten. Mal ist die eine en vogue, mal die andere. Zweifelsohne ist es richtig, auf neue Erkenntnisse der Wissenschaft auch mit Veränderungen bei dem zu reagieren, was als richtiges und gesundes Essen angesehen wird. Bedauerlich ist nur, dass so manche propagierte Diät eher nach dem Motto entworfen zu sein scheint: »Lass uns doch eine neue Diät entwickeln, damit wir wieder Magazinseiten füllen und irgendwelche Diäthilfen verkaufen können.« Dennoch lässt sich erkennen, dass die Forschung immer deutlichere Hinweise darauf gibt, dass es unzweifelhaft wichtig und richtig ist, tierisches Fett und Eiweiß (zumindest weitgehend) durch pflanzliches zu ersetzen. Daher wenden wir uns im Folgenden der vegetarischen und veganen Ernährung zu. Beide haben ihren Nutzen – auch in Kombination mit Schüßler-Salzen.

Besondere Ernährungsformen

Das Wort »vegetarisch« ist eine Kunstbildung, abgeleitet vom englischen Ausdruck »vegetable« (deutsch: Gemüse) und bezeichnet eine Ernährung, die auf pflanzlichen Lebensmitteln basiert. Es werden mehrere Formen unterschieden:

- Die Ovo-Lacto-Vegetarier beziehen Eier und Milchprodukte mit ein.
- Die Lacto-Vegetarier essen zusätzlich zu den pflanzlichen Nahrungsmitteln nur noch Milchprodukte.
- Die Ovo-Vegetarier essen zusätzlich Eier.
- Die strengen Vegetarier meiden alle Lebensmittel tierischen Ursprungs, auch Gelatine aus tierischer Verarbeitung.
- Die Frutarier essen Früchte und Samen, bei der die Pflanze selbst nicht zerstört wird.
- Die Pescetarier verzichten auf Fleisch und andere Produkte tierischen Ursprungs, essen aber Fische (lat. *pesca*).
- Die Flexitarier ernähren sich gelegentlich von Fleisch, sind also flexibel in der Lebensmittelauswahl.
- Die Veganer meiden tierische Produkte nicht nur in der Kost, sondern auch in allen Lebensbereichen. So tragen diese keine Schuhe aus Leder oder Textilien aus Wolle.
- Die sogenannten »Pudding-Vegetarier« lassen lediglich Fleisch weg und essen – quasi im Gegenzug – viele Süßspeisen und hoch verarbeitete Fertiggerichte.

Die Auswirkungen einer vegetarischen Ernährung auf die Gesundheit

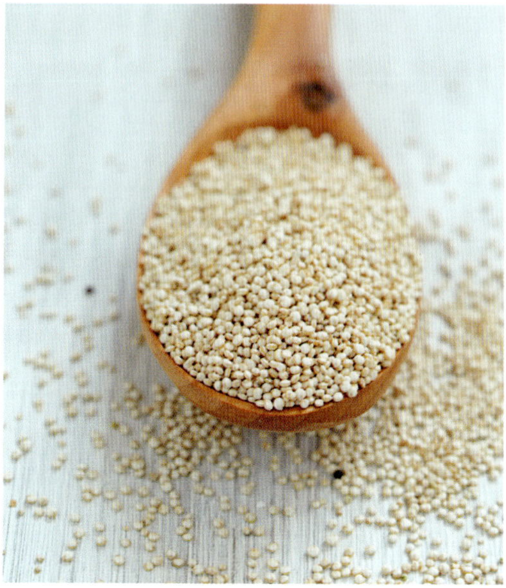

Hirse gibt geballte Kraft für Haut, Haare und Nägel.

Vegetarier nehmen (im Durchschnitt) mehr Kohlenhydrate, weniger Fette und weniger Eiweiß zu sich. Die Empfehlungen der Deutschen Gesellschaft für Ernährung werden mit dieser Kostform besser erfüllt. Die DGE fordert einen Kohlenhydratanteil von 50 % bis 60 %, einen Fettanteil von 25 % bis 30 % und einen Eiweißanteil von 10 % bis 15 % in der täglichen Nahrungsmenge. Die Zusammensetzung der Fette ist günstig, da sie wenig gesättigte Fettsäuren, wenig Cholesterin und viele ungesättigte Fettsäuren enthält. Auch die Versorgung mit den meisten Vitaminen sei ausreichend. Es besteht jedoch eine unzureichende Zufuhr von Vitamin B12, Vitamin B2, Vitamin D, Eisen, Zink, Jod, Kalziumund Omega-3-Fettsäuren. Eine Zufuhr dieser Nährstoffe mithilfe von Nahrungsergänzungen wird empfohlen. Übergewicht ist häufig bei den Pudding-Vegetariern zu finden, hier ist die Ernährung zu süß, zu fett und mit vielen Zusatzstoffen angereichert, die durch das Essen von Fertigprodukten in den Körper aufgenommen werden.

Veganer müssen sehr darauf achten, keinen Mangel in der Vitaminversorgung zu erleiden, was natürlich besonders im Kindesalter fatal wäre. Der vegane Speiseplan muss sehr überlegt und mit viel Wissen zusammengestellt werden. So kann Vitamin D aus Champignons, Avocado und Baumflechten bezogen werden, Eisen und Proteine sind in Algen enthalten. Selen stammt hauptsächlich aus Getreide und den Pflanzen Quinoa und Amaranth. Besondere Aufmerksamkeit sollte man der Jodversorgung widmen. Zum einen behindern Sojabohnen, Kohl und auch Süßkartoffeln die Jodaufnahme, zum anderen verzehren Veganer ergiebige Jodversorger wie Seefische nicht. So sollten jodhaltige Algen auf dem Speiseplan stehen und jodiertes Salz verwendet werden. Gegebenenfalls ist eine Einnahme von Jodtabletten sinnvoll. Das soll nach Rücksprache mit einem Arzt geschehen, der den Jodspiegel messen kann. Etwa 700 000 Menschen in Deutschland ernähren sich vegan, es gibt immer mehr vegane Restaurants und Einkaufsmöglichkeiten. Studien haben gezeigt, dass sie meist gesünder und schlanker als Fleischesser sind, das Risiko, an Diabetes Typ 2 zu erkranken, ist um die Hälfte verringert. Ein hoher Blutdruck kommt selten vor, auch die Gefahr, an einem Herzinfarkt zu sterben, ist um ein Viertel niedriger als bei Fleischessern. Ein wichtiger Grund ist der Anteil von Obst, Gemüse, Vollkornprodukten sowie Nüssen an der Ernährung. Diese liefern reichlich Inhaltsstoffe, die zum Schutz vor den genannten Krankheiten beitragen.

Die kontroverse China-Studie

Der emeritierte Professor für Biochemie an der Cornell-Universität in den USA, T. Colin Campbell und sein Sohn Thomas M. Campbell führten eine Langzeitstudie über Ernährungsgewohnheiten im ländlichen China durch. Diese breit angelegte Untersuchung wurde von der Cornell-Universität, der Universität von Oxford und der chinesischen Regierung unterstützt. Durchgeführt wurde diese Studie in den 1970er- und 1980er-Jahren, dabei wurden Daten von 6500 Menschen aus 24 Provinzen in China erhoben und ausgewertet. Es zeigten sich Zusammenhänge zwischen zahlreichen Krankheiten und dem Verzehr von tierischem Eiweiß. Besonders die Zivilisationserkrankungen wie Herz-Kreislauf-Erkrankungen, Fettleibigkeit und Übergewicht, Osteoporose und Demenzerkrankungen seien mit einem hohen Verzehr von tierischen Eiweißen verbunden. Auch das gehäufte Auftreten von bestimmten Krebsarten (Brust, Prostata, Enddarm) und die Autoimmunerkrankung Diabetes mellitus Typ 1 werden einem hohen Konsum von tierischen Produkten zugeschrieben. Die Auswerter der Studie kommen zu dem Ergebnis, dass die Vorteile für die Gesundheit umso größer sind, je weniger tierische Nahrungsmittel in der Kost sind. Sie machen besonders das Kasein (Eiweiß in Milchprodukten) und den Mangel an Schutzvitaminen wie die Vitamine C und E dafür verantwortlich. Auch ein Mangel an Mineralstoffen durch denaturierte Lebensmittel sei kritisch zu sehen.

Insbesondere die raffinierten Kohlenhydrate wie Zucker und Weißmehl sollen reduziert werden. Campbell kam dann schrittweise zu den Empfehlungen von vegetarischer zu veganer Ernährung, er empfiehlt ganz auf tierische Lebensmittel zu verzichten.[8]

Kritik an der China-Studie

Die Empfehlungen von T. Colin Campbell, die in seinen Büchern dargestellt sind, werden von Fachleuten kritisiert. Ihrer Ansicht nach sind nur begrenzte Rückschlüsse erlaubt. Da das Buch, die »China Study«, bereits im Jahre 2004 erschienen ist, fehlten die Erkenntnisse der letzten 10 Jahre, die die Ernährungswissenschaft gemacht habe. Die bislang vorliegenden Studien zeigen beispielsweise keine eindeutigen Unterschiede bei Krebserkrankungen von Vegetariern und Nichtvegetariern. Die einzige feststehende Erkenntnis aus den Vergleichsstudien, zeigt einen Zusammenhang zwischen dem Verzehr von tierischen Produkten und der koronaren Herzerkrankung (Verengungen an den Herzkranzgefäßen). Dass Vegetarier im Vergleich zu Nichtvegetariern länger bei Gesundheit bleiben und später sterben, wird auf den bei Vegetariern niedrigeren Cholesterinspiegel zurückgeführt.

Dennoch: Die Lebenserwartung der Bewohner der Schweiz, Schwedens, Islands und Norwegens ist die höchste in Europa, obwohl in diesen Ländern große Mengen Lebensmittel tierischer Herkunft gegessen werden. Campbell empfiehlt eine pflanzenbetonte Kost mit ballaststoffreichen, wenig verarbeiteten Lebensmitteln regionaler Herkunft. Diese Forderung hält Professor Dr. Claus Leitzmann für gerechtfertigt, diese Empfehlungen sind für Vollwerternährung normal. Eine vegetarische oder gar vegane Ernährung würde in der Vollwerternährung jedoch nicht ausdrücklich empfohlen. Er hält die von den Autoren geäußerten Angaben zur Versorgung mit Vitamin B12 für problematisch. So müsse Vitamin B12 als Nahrungsergänzung zugeführt werden.[9]

Ersatz für Fleisch und Wurst

Für die vegetarische und vegane Küche ist es selbstverständlich, für eine gesunde Ernährung ist eine Reduktion wünschenswert: der Verzicht auf Fleisch und Wurst. Als Ersatz werden Nahrungsmittel aus pflanzlicher Herkunft eingesetzt.

Tofu und Sojafleisch

Tofu (Bohnenquark, Bohnenkäse) ist das Eiweiß der Sojabohne. Die Bohnen werden eingeweicht, gemahlen und mit Gerinnungszusätzen versetzt. Das so gewonnene Eiweiß wird abgeschöpft und zu Blöcken gepresst. Seidentofu hat als Basis die Sojaflüssigkeit, die traditionell mit dem Gerinnungsmittel Nigari versetzt wird. Die geronnene gelartige Sojaflüssigkeit kann für Soßen, Drinks und Desserts verwendet werden. Tofu enthält wenig Fett und kein Cholesterin. An Mineralstoffen sind B-Vitamine, Magnesium und Eisen enthalten. Festerer Tofu entsteht durch abgießen von Flüssigkeit und Pressvorgänge. Sojafleisch wird aus Sojamehl hergestellt, dieses wird erhitzt bis das Eiweiß gerinnt. Die faserige, fleischartige Masse wird dann durch Düsen gepresst und in die gewünschte Form gebracht.

Seitan

Das Eiweiß des Weizens ist Grundlage für Seitan. Bekannt ist es als Gluten. Die Stärke wird aus dem Weizen ausgewaschen. Übrig bleibt eine Masse, die als Fleischersatz verwendet wird. Für Menschen mit Weizenallergie ist dieses Produkt ungeeignet.

Tempeh

Die Basis für Tempeh sind ebenfalls Sojabohnen. Die gekochten Bohnen werden mit einem Schimmelpilz vermischt und einige Tage lang fermentiert. Die Pilze schließen das Eiweiß auf und machen das Produkt gut verträglich. Tempeh enthält Eiweiß und Ballaststoffe.

Kuhmilch-Ersatzgetränke

- **Sojagetränk: Wird aus geschälten, in heißem Wasser vermahlenen Sojabohnen hergestellt. Die abgesiebte Flüssigkeit ist das Sojagetränk. Soja enthält die Vitamine B2, B12 und deutlich mehr Folsäure als Kuhmilch. Außerdem sind die Mineralstoffe Eisen, Magnesium und Kalzium in größeren Mengen vorhanden. Aufgrund des Gehalts an Isoflavonen, das sind pflanzliche hormonähnliche Substanzen, ist Soja für die Säuglings- und Kinderernährung nicht geeignet.**
- **Getreidedrinks: Hergestellt aus Reis, Hafer oder Dinkel durch Einweichen der Körner in heißem Wasser. Durch das Hinzufügen von Enzymen entstehen Zuckerstoffe, deshalb haben diese Zubereitungen einen süßen Geschmack. Sie sind allergenarm und daher für Allergiker gut geeignet.**
- **Getränk aus blauer Süßlupine: Die Verarbeitung der einheimischen Lupine zu einem Nahrungsmittel ist ziemlich neu. Die geschälten Samen werden mit Säure versetzt, das daraus gewonnene Eiweiß ist sehr hochwertig und ebenfalls allergenarm.**

Die Vollwerternährung:

10 Regeln nach DGE (Deutsche Gesellschaft für Ernährung)

- **vielfältig essen**
- **reichlich Getreideprodukte und Kartoffeln**
- **fünf Portionen Obst und Gemüse täglich**
- **täglich Milchprodukte, ein- bis zweimal die Woche Fisch, wenig Fleisch und Wurst**
- **wenig Fett und fettreiche Lebensmittel**
- **Zucker und Salz in Maßen**
- **reichlich Flüssigkeit**
- **sich zum Essen Zeit lassen**
- **die Mahlzeiten schonend zubereiten**
- **auf das Gewicht achten, in Bewegung bleiben**

Nach seiner physiologischen Ausstattung ist der Mensch ein Omnivor (Allesesser). Der Verdauungsapparat ist auf Mischkost (Kohlenhydrate, Fett und Eiweiß) ausgelegt. Er ist also an die natürlichen Bedingungen angepasst, wozu der gelegentliche Fleischkonsum gehört. Allerdings war Fleisch in den Jahrtausenden der evolutionären Entwicklung in geringerem Ausmaß verfügbar als heute. Mit der heutigen Ernährung und dem täglichen Verzehr von Fleisch und Wurst verstoßen wir gegen das evolutionäre Optimum. Gar kein Fleisch zu essen, dürfte aber der Gesundheit ebenfalls nicht zuträglich sein.

Quorn

Ein industriell hergestelltes, eiweißreiches Produkt aus Schimmelpilzen. Es wird mit Hühnereiweiß, Vitaminen und Mineralstoffen vermischt und als Fleischersatz in den Verkauf gebracht. Seit 2012 ist es auch in Deutschland erhältlich.

Ersatz für Kuhmilch

In der Europäischen Union darf lediglich Kuhmilch als »Milch« ohne weiteren Namenszusatz bezeichnet werden. Bei Milch von anderen Säugetieren muss die Tierart zusätzlich mit angegeben werden. Also Ziegenmilch, Schafmilch, Büffelmilch, Stutenmilch, Kamelmilch. Umgangssprachlich oft ebenfalls als Milch bezeichnete Getränke aus Soja oder Reis dürfen nicht unter Namen wie Sojamilch oder Reismilch gehandelt werden. Entsprechend werden sie als Sojagetränk oder auch Reisdrink vermarktet. Können wegen einer Allergie auf Kuhmilch keine Milch getrunken oder auch Milchprodukte gegessen werden, gibt es durch diese Getränke ausgezeichnete Ersatzmöglichkeiten. Gerade Vegetarier oder Veganer nutzen diese Milchalternativen sehr gerne. Alle milchartigen Produkte aus Pflanzen sind cholesterinfrei und vielseitig zum Kochen einsetzbar.

---

[8] T. Colin Campbell: Die »China Study« und ihre verblüffenden Konsequenzen für die Lebensführung. Verlag für Ganzheitliche Medizin, 2010; T. Colin Campbell: China Study – Die wissenschaftliche Begründung für eine vegane Ernährungsweise. Verlag Systemische Medizin, 2011.

[9] Claus Leitzmann: Was ist von der China Study zu halten? In: UGB-Forum 6/12, S. 305.

Der **Nährstoffbedarf** für besondere **Lebenssituationen** und **-alter**

Es gibt nicht die eine richtige Ernährung. Mann und Frau haben beispielsweise einen unterschiedlichen Kalorienverbrauch als Grundumsatz. Der Organismus braucht in verschiedenen Lebensaltern unterschiedliche Nährstoffkombinationen. Und auch bei der Verwendung der Schüßler-Salze sind die Lebenssituationen mit ihren jeweils spezifischen Bedürfnissen zu berücksichtigen. Unserem Thema angemessen finden Sie hier bei den Tipps Hinweise auf Schüßler-Salze, die jeweils die adäquate Ernährung und gesunde Lebensweise ergänzen.

Kindgerechte Ernährung

Eine ausgewogene Ernährung ist ein Grundpfeiler für die körperliche und geistige Entwicklung der Kinder. Ein kindgerechter Speiseplan sollte reichlich pflanzliche Lebensmittel enthalten. Tierische Lebensmittel sollten nur mäßig gegessen werden. Sparsam sollte mit fettreichen Lebensmitteln und Süßigkeiten umgegangen werden. Kinder im Alter von 4 bis 15 Jahren sollten mindestens 800 ml bis 1 Liter am Tag trinken, am besten ungesüßte Kräuter- und Früchtetees, Fruchtsaftschorlen oder auch nur Wasser. Mindestens zwei Portionen Obst und drei Portionen Gemüse sind optimal. Eine Portion entspricht etwa einer Kinderhand. Kleine Äpfel, Birnen, Orangen, Bananen und Pfirsiche passen genau in eine Kinderhand. In zwei kleine Hände passen eine Portion Erdbeeren, Heidelbeeren, Himbeeren oder auch gemischte Beeren. Bei zerkleinertem Gemüse und Salat passt eine Portion ebenfalls in zwei Kinderhände. Eine der fünf Portionen Obst und Gemüse kann durch ein Glas ungesüßten Frucht- oder Gemüsesaft ersetzt werden.

Der Mineralstoffbedarf wird am besten gedeckt mit 250 ml Milch oder 80 g Käse, darin ist viel Kalzium enthalten. Fleisch liefert Eisen, Vitamin B12 und Zink für starke Abwehrkräfte. Fisch ist eine wichtige Jodquelle und sollte einmal wöchentlich auf dem Speiseplan stehen, Fisch liefert außerdem Omega-3-Fettsäuren für den Aufbau der Zellwände.

Nicht nur Fastfood und Bewegungsmangel verursachen Übergewicht bei Kindern. Verschiedene Chemikalien scheinen ebenfalls eine große Rolle zu spielen. Vor allem die hormonähnliche Substanz Bisphenol A stört im Gehirn die Hunger- und Sättigungsregulation. Diese chemische Verbindung ist Hauptbestandteil eines Kunststoffes, der für Babyfläschchen, Lebensmittelverpackungen und Beschichtungen von Konservendosen verwendet wird. Deshalb sollte besonders Kindernahrung aus naturgemäßen Lebensmitteln, frisch zubereitet und ohne Zusatzstoffe sein. Babys sollten ihre Milch in Glasfläschchen bekommen. Essen sollte in der Mikrowelle nicht in Plastikschalen, sondern in Glasbehältern erwärmt werden. Der Verzehr von Lebensmitteln aus Plastikverpackungen ist so weit wie möglich einzuschränken.

Die Schüßler-Salze Nr. 4 Kalium chloratum, Nr. 9 Natrium phosphoricum und Nr. 10 Natrium sulfuricum unterstützen übergewichtige Kinder. Als Dosierung verwendet man ¼ der Menge von Erwachsenen.

Ernährung für Teenager

Jugendliche im Alter von 13 bis 18 Jahren verbrennen täglich bis zu 3000 kcal. Bei sehr intensiver sportlicher Betätigung sogar mehr. In diesem Alter erfolgt der größte Wachstumsschub, das verbraucht Energie. Obst und Gemüse sind besonders gute Lieferanten für Vitamine und Ballaststoffe. Vollkornbrot, Vollkornnudeln, nicht überzuckertes Müsli oder Reis liefern gute Kohlenhydrate, Vitamine der B-Gruppe und Mineralstoffe wie Zink und Selen. Wurst und Fleisch enthalten viel blutbildendes Eisen und hochwertiges Eiweiß. Öle und Streichfette liefern notwendige Fettsäuren.

Zu kurz kommt bei fast allen Jugendlichen Kalzium als Baustoff für Knochen und Zähne und Jod für die Schilddrüse. Wer als Jugendlicher zu wenig Kalzium in den Knochen einbaut, kann dies als Erwachsener nicht mehr nachholen. Dies ist besonders kritisch zu sehen bei untergewichtigen und mehr noch bei magersüchtigen Jugendlichen. Das meiste Kalzium findet sich in Milch und Käse. Ein großes Glas Milch, ein Käsebrot und ein Joghurt decken schon einen großen Teil des Bedarfs. Gemüsesorten wie Brokkoli, Grünkohl und Lauch liefern ebenfalls viel Kalzium.

Als Bestandteil des Schilddrüsenhormons ist Jod an der Regulation des Wachstums, der Körperwärme und der Hirnleistung beteiligt. Gute Jodquellen sind Seefisch, Milch und Eier. Eine Jodüberdosierung ist kaum zu befürchten.

Nicht wenige Jugendliche verzichten aus Tierliebe auf Fleisch und manche werden zu sogenannten Pudding-Vegetariern. Fleisch wird dann einfach aus dem Speiseplan gestrichen und durch besonders kalorienhaltige pflanzliche Lebensmittel ersetzt. Das Risiko einen Nährstoffmangel zu erleiden, ist bei dieser Art von Ernährung hoch. Zudem muss für dieses Lebensalter davon abgeraten werden, sich vegan zu ernähren, also ohne Fleisch, Fisch, Milch und Eier. Zu groß ist die Gefahr einer Mangelernährung. Eine vegetarische Ernährung, die besonderen Wert legt auf eine altersgemäße Versorgung, bei der Eiweiß, Kalzium, Jod und Eisen besonders im Fokus stehen, ist dagegen bei guter Planung des Speiseplans durchaus machbar.

Zur Unterstützung von Wachstum und zur Gewichtsregulierung sind folgende Schüßler-Salze für Jugendliche besonders geeignet. Nr. 1 Calcium fluoratum härtet Zähne und Knochen, Nr. 2 Calcium phosphoricum fördert das Wachstum. Nr. 5 Kalium phosphoricum ist ein wichtiger Bestandteil aller Nervenzellen. Die Dosierung entspricht der halben Menge der Erwachsenendosis.

Jung bleibendes Gehirn

Das Gehirn ist mit etwa 100 Milliarden Nervenzellen ausgerüstet, die durch 100 Billionen Synapsen (Verbindungen) miteinander kommunizieren. Dessen Gewicht von ungefähr 2 kg entspricht nur 3 % des Körpergewichts, es verbraucht jedoch enorm viel Energie. Etwa 15 % des Gesamtenergiebedarfs des Körpers beansprucht das Gehirn für seine Funktionen. Es stellt hohe Ansprüche an die Versorgung mit Sauerstoff und Nährstoffen.

Die geistige Leistungsfähigkeit ist von einer optimalen Versorgung mit Mikronährstoffen stark abhängig. Schützende Vitamine wie Vitamin C und E sowie die Spurenelemente Zink und Selen neutralisieren durch Stoffwechselprozesse entstehende freie Radikale. Diese schädigen den Zellkern und tragen zum Alterungsprozess bei. Ascorbinsäure, β-Carotinoide, Flavonoide und Polyphenole können diese Radikale abfangen. Weintrauben und grüner Tee enthalten besonders viele Flavonoide. Freie Radikale werden auch für das Entstehen von Alzheimer und weiteren Erkrankungen des Gehirns verantwortlich gemacht.

Aufgrund des hohen Gehalts an Phospholipiden, das sind wichtige Bausteine der Zellwände des Gehirns, ist dieses besonders anfällig für erhöhten Stress. Phospholipide sind in Eiern und Sojabohnen enthalten. Eine ausreichende Zufuhr von Phospholipiden und Omega-3-Fettsäuren über die Nahrung kann dazu beitragen, die Struktur und die Funktion der Nervenzellen zu erhalten. Wichtigste Lieferanten der Omega-3-Fettsäuren sind fetthaltige Seefische wie Lachs, Hering und Makrele. Zur Aufrechterhaltung des hohen Energiebedarfs ist das Gehirn auf die Zufuhr von Coenzym Q10 und L-Carnitin angewiesen. B-Vitamine unterstützen den Energiestoffwechsel. Bei einer Gewichtsabnahme ist darauf zu achten, dass alle wichtigen Mikronährstoffe im Ernährungsplan enthalten sind.

Das Schüßler-Salz Nr. 5 Kalium phosphoricum unterstützt die Funktion der Hirnnervenzellen. Eine Versorgung damit ist besonders beim Abnehmen wichtig.

Ernährung in der Schwangerschaft

Viele Frauen haben nach der Geburt ein erhöhtes Körpergewicht und bekommen das Übergewicht auch nur schwer wieder los. Zu versuchen, »vorbeugend« in der Schwangerschaft über eine Diät die Gewichtszunahme von idealerweise 7 bis 20 kg zu verhindern, wäre grundverkehrt, wiegen Kind, Plazenta und Fruchtwasser zusammen doch schon bis zu etwa 5 kg. Dennoch ist eine ausgewogene Ernährung, die unter »normalen« Umständen nicht zu einer Gewichtszunahme führen würde, gut. Man sollte nicht einfach »für zwei« essen.

Sollten Sie in der ersten Phase der Schwangerschaft abnehmen, da Ihnen oft übel ist und Sie unter Appetitlosigkeit leiden, so ist das nicht besorgniserregend und kommt nicht selten vor. Dann ist es aber besonders wichtig, das Richtige zu essen.

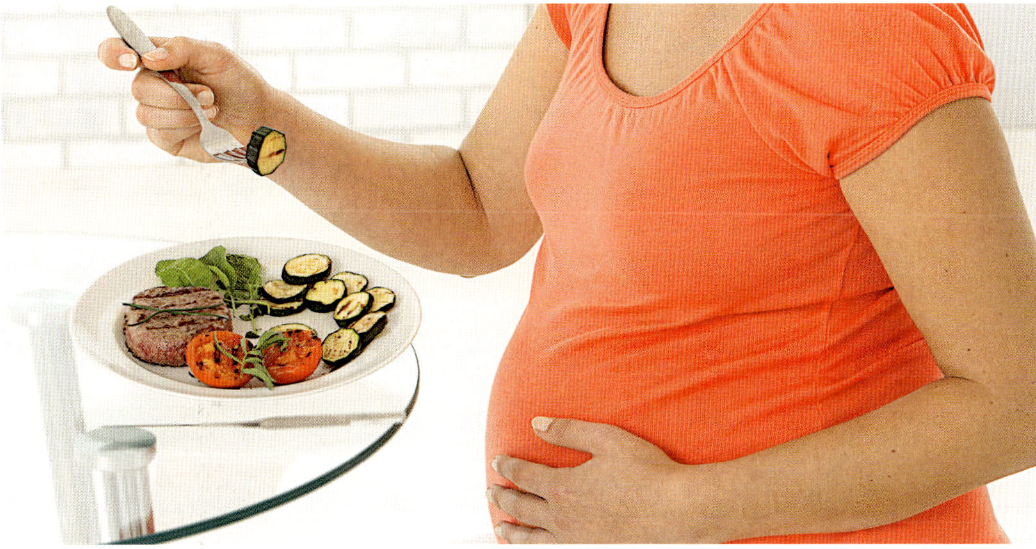

Essen nicht für zwei, sondern von höchster Qualität und möglichst naturbelassen

Sich gesund zu ernähren, ist in der Schwangerschaft auch deshalb wichtig, da alles was gegessen wird, auch vom Baby verarbeitet wird. Alles sollte nicht nur daher von hoher Qualität sein und möglichst naturbelassen. Ideal ist eine Vollwertkost mit Gemüse, Obst, hochwertigen Fetten und Ölen, Nüssen und Hülsenfrüchten. Tierische Produkte sollten ebenfalls hochwertig und möglichst in Bioqualität sein. Wertvolles pflanzliches Eiweiß bekommt man aus den glutenfreien Getreidearten Hirse, Buchweizen, Amaranth, Quinoa und Mais.

An Getränken sind Mineralwasser oder Fruchtsaftschorlen zu empfehlen. Zu vermeiden sind Softdrinks und koffeinhaltige Getränke wie Kaffee, Schwarz- und Grüntee, das Koffein kann das Zellwachstum der Kinder vermindern.

Eine basisch zusammengesetzte Kost erweist sich als günstig in der Schwangerschaft und kann so das Auftreten von Übergewicht nach der Geburt verhindern. Ein besonderer Bedarf an Vitaminen und Mineralstoffen kann durch eine kluge Auswahl von Lebensmitteln gedeckt werden.

Die beiden Schüßler-Salze Nr. 1 Calcium fluoratum und Nr. 2 Calcium phosphoricum sind die Kalkmittel der Biochemie und beugen Schäden durch Kalkmangel im mütterlichen Körper vor und sorgen für kräftige Zahn- und Knochenbildung beim Kind. 4-mal am Tag 2 Tabletten werden während der Schwangerschaft bis zum Ende der Stillperiode im täglichen Wechsel eingenommen.

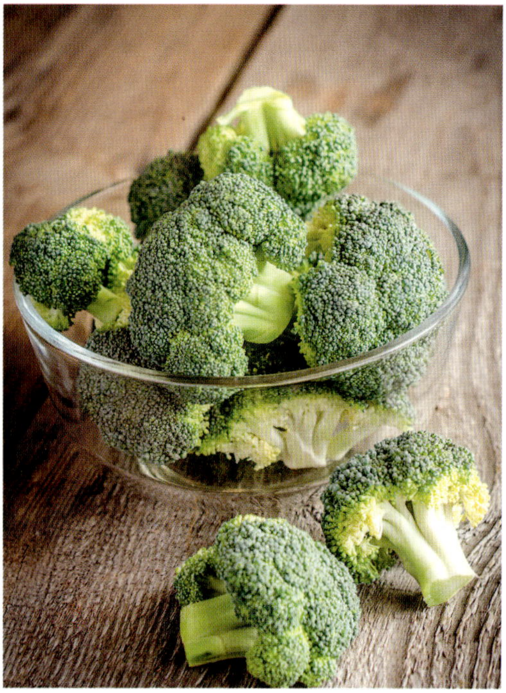

Gesundes Kind durch viel Folsäure im Brokkoli

Folsäure liefern Broccoli, grüne Salate, Nüsse und Vollkorngetreide.

Die Vitamine B12 und B6 sind zusammen mit der Folsäure wichtig, um Neuralrohrdefekte (unvollständiger Verschluss der Wirbelsäule) beim Fötus zu verhindern. Die beste Quelle dieser Vitamine und der Folsäure sind Fleisch, Bananen und Walnüsse. Jodmangel kann zu Störungen der Schilddrüsenfunktion führen, Jod wird ebenfalls aus grünem Gemüse und grünen Salaten und aus der Milch bezogen. Auch Meeresalgen haben einen hohen Jodgehalt und können als Flocken über das Essen gestreut werden.

Eisen erhält man am besten aus rotem Fleisch wie Rindfleisch und Straußenfleisch. Nicht durchgebratenes oder rohes Fleisch ist allerdings tabu, es besteht sonst die Gefahr, an Toxoplasmose zu erkranken. Gesunde Erwachsene durchleben diese Krankheit oft beschwerdefrei, beim Embryo ist jedoch die Gefahr von Missbildungen gegeben. Auch können Fehlgeburten die Folge sein. Pflanzliche Lebensmittel werden mit einem Vitamin-C-haltigen Getränk kombiniert.

Magnesium ist an vielen Stoffwechselprozessen beteiligt. Magnesiumreich sind Haferflocken, Mangold, Kürbiskerne, Sonnenblumenkerne, Nüsse und Tofu. Hochwertige Fette für den Aufbau der Zellwände sind besonders auch für die neuen Zellen des Kindes notwendig. Sie enthalten viel Omega-3- und Omega-6-Fettsäuren für den Aufbau von Gehirn und Nervenzellen. Leinöl, Olivenöl, Hanföl und Walnussöl besitzen mehrfach ungesättigte Fettsäuren. Auch Avocado, Nüsse und Seefisch sind reich an diesen wertvollen Fettsäuren.

Der Bedarf einiger Nährstoffe steigt in der Stillzeit nochmals weiter an. Besonders bei Eisen, Zink, Jod und Vitamin B12 kann es womöglich zu einer Unterversorgung kommen. **Jede Schwangere sollte daher den Vitamin- und Mineralstoffspiegel im Blut überprüfen lassen, damit rechtzeitig auch mit Nahrungsergänzungen unterstützt werden kann.**

Ernährung und das **Immunsystem**

In vielen Dingen ist das menschliche Immunsystem den Forschern trotz intensiver Arbeit nach wie vor ein Rätsel. Eines ist aber klar, die Ernährung spielt eine große Rolle bei der Frage, wann ein Immunsystem gut funktioniert und wann nicht.

Immunsystem

Das Immunsystem ist lebensnotwendig für die Abwehr von Viren, Bakterien und Giftstoffen. Es besteht aus angeborenen und im Laufe des Lebens erworbenen Schutzelementen und -prozessen. Verschiedene Zellen und Vermittlungsstoffe sind am Zusammenspiel von Entzündungsprozessen beteiligt. Bestandteile in der Nahrung können die Abwehr direkt oder indirekt beeinflussen. Um das Gleichgewicht der Abwehr nicht zu stören, sollte ein Mangel an dafür wichtigen Nährstoffen vermieden werden. Eine erhöhte Infektanfälligkeit und ein schlechter Ernährungszustand gehen oft Hand in Hand. Einige Vitamine wie Vitamin C und E sowie die Vitamine der B-Gruppe können das Immunsystem im Ganzen beeinflussen. Vitamin A und D und Zink haben Auswirkungen auf die Abwehrbereitschaft gegen ganz bestimmte Krankheiten.

Vitamin D

Unser Körper braucht Vitamin D für die Kalziumaufnahme aus der Nahrung. Eine ausgeglichene Konzentration von Kalzium im Blut wird durch genügend Vitamin D gefördert und damit der Einbau von Kalzium in den Knochen begünstigt. Vitamin D wirkt dadurch vorbeugend vor Osteoporose. Außerdem ist das Vitamin an der Regulation des Insulin- und Blutzuckerspiegels sowie der Steuerung des Immunsystems beteiligt. Bei einem Mangel an Vitamin D besteht ein erhöhtes Risiko für Erkrankungen wie Multiple Sklerose, Diabetes mellitus Typ 1, systemischer Lupus erythematodes und rheumatoide

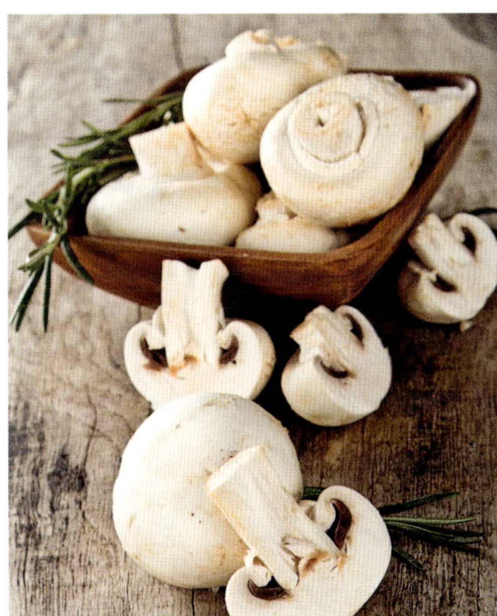

Vitamin-D-Quelle für Vegetarier und Veganer

Arthritis. Der Schweregrad dieser Erkrankungen ist direkt mit der Höhe des Vitamin-D-Spiegels im Blut verbunden. Dies haben Untersuchungen in der Bevölkerung belegt.

In weiteren Studien wurde gezeigt, dass das Risiko für Multiple Sklerose verringert werden kann, wenn fetter Fisch (Lachs, Thunfisch, Makrele) mindestens dreimal in der Woche auf dem Speiseplan steht. Nach neueren Studien hat das Vitamin zudem krebshemmende Wirkung z.B. bei Dickdarm- und Brustkrebs. Gerade in den sonnenarmen Wintermonaten kann ein Vitaminmangel entstehen, die UV-B-Strahlung reicht in unseren Breiten nicht aus, damit der Körper ausreichend Vitamin D bilden kann. Die Sommervorräte gehen spätestens im Februar zur Neige, daher ist in den sonnenarmen Monaten die Gabe eines Vitamin-D-Präparates empfehlenswert. Durch das UV-Licht der Sonne wird in den Hautzellen die Vorstufe von Vitamin D in die aktive Form umgewandelt. Es reicht im Sommer schon eine tägliche Bestrahlungszeit der entblößten Arme von 15 Minuten, um ausreichend Vitamin D zu produzieren.

Vitamin-D-haltige Lebensmittel:
Lebertran, Hering, Lachs, Austern, Champignons, Eier, Hartkäse, Joghurt

Vitamin C und Zink

Vitamin C und Zink sind Mikronährstoffe, die für ein optimal funktionierendes Immunsystem von großer Bedeutung sind. Eine unzureichende Versorgung führt zu einer erhöhten Anfälligkeit gegen Infektionen und zu einer verzögerten Heilung von Wunden. Auch Hautekzeme können mit einem Zinkmangel zusammenhängen. Die beiden Mikronährstoffe wirken oft erst in Kombination. Eine ungenügende Versorgung mit diesen Nährstoffen haben oft ältere Menschen, Raucher und körperlich schwer arbeitende Menschen sowie Kinder, Schwangere, Vegetarier und Veganer. Auch Darmkranke leiden oft an einem Mangel. Besonders bei Erkältungskrankheiten zeigt sich ein nützlicher Effekt von hohen Vitamin-C- und Zinkwerten im Blutspiegel. Vitamin C unterstützt zudem die Entgiftung in der Leber und über das Bindegewebe.

Zinkhaltige Lebensmittel:
Garnelen, Erdnüsse, Mais, Eigelb, Parmesan, Paranüsse, Linsen, Sonnenblumenkerne, Rinderfilet
Vitamin-C-haltige Lebensmittel:
Orangen, Fenchel, Grünkohl, Rosenkohl, Brokkoli, Paprikaschote, schwarze Johannisbeere, Sanddorn, Guave, Acerolabeere

Polyphenole als Schutzstoffe

Diese bioaktiven Substanzen von Pflanzen haben entzündungshemmende und antiallergische Wirkung. Die Erkenntnis, dass sie für das Immunsystem eine große Bedeutung haben, ist relativ jung.

Polyphenole kommen in Tee und Kaffee vor. Auch in Äpfeln, Trauben und Zwiebeln sind diese Wirkstoffe vorhanden. Kaffee- und Ferulasäure

Ernährung und Gelenkerkrankungen

Die bewegliche Verbindung zwischen zwei Knochen ist das Gelenk. Die Gelenkflächen sind von einer schützenden glatten Knorpelschicht überzogen, damit sie nicht bei jeder Bewegung aneinander reiben. Je nach Gelenkart ist dieser Knorpel 1 bis 5 mm dick und wirkt dank wasserspeichernder Eigenschaften wie ein Stoßdämpfer. Da der Knorpel nicht vom Körper erneuert werden kann, ist es besonders wichtig, die notwendigen Nährstoffe für dessen Erhalt zuzuführen. Arthose tritt nicht nur im Alter auf, immer jüngere Menschen leiden unter frühzeitigem Gelenkverschleiß. Es gibt dafür mehrere Ursachen:

Übergewicht belastet die Gelenke zusätzlich, jedes Kilo weniger schont die Gelenke. Bewegungsmangel ist schädlich für die Gelenke. Die Nährstoffe gelangen erst durch Bewegung in den Knorpel. Gelenkschonende Sportarten sind Radfahren, Walking und Schwimmen. Extrem einseitige Gelenkbelastung durch den Beruf führt ebenfalls zu vorzeitigem Verschleiß. Kniefreundlich sind Schuhe mit flachem Absatz. Hohe Absätze erhöhen den Druck auf das Knie. Verletzungen und Fehlstellungen beeinträchtigen die natürliche Funktion. Stoffwechselerkrankungen wie Gicht führen zu Entzündungen. Besonders wichtige Bestandteile des Knorpels sind Glucosamin, Chondroitinsulfat, Hyaluronsäure und Kollagen. Es handelt sich hier um Zucker- und Eiweißverbindungen, Hyaluronsäure speichert das 1000-fache an Wasser seines Molekulargewichts und befindet sich insbesondere in der Gelenkflüssigkeit. Zur Kollagenbildung, das sind dicke Eiweißbündel, wird besonders das Vitamin C benötigt. Für Knochen und Bindegewebe wichtige Nährstoffe sind Kalzium, Magnesium, Vitamin D und K, Zink, Mangan und Kupfer. Zum Schutz der Zellen werden Vitamin C, E und B2, Zink, Selen, Kupfer und Mangan benötigt.

binden z. B. die allergischen Wirkstoffe von Erdnüssen und verringern so deren allergische Wirkung. Polyphenole unterstützen im Dickdarm das Wachstum nützlicher Bakterien, durch eine gesunde Darmflora kann die Verträglichkeit noch gesteigert werden. Klinische Studien bei allergischem Asthma und Heuschnupfen zeigten, dass der Verzehr von Passionsfrüchten eine Linderung der Beschwerden bewirkte. Die Symptome von Heuschnupfen wie verstopfte Nase konnten durch die Gabe von Tomatenextrakt oder von Polyphenolen aus Äpfeln gelindert werden.

Polyphenole sind chemische Verbindungen, die in Pflanzen vorkommen. Sie schützen die Pflanze vor Schädlingen.

Es sind Farbstoffe, Geruchsstoffe und andere Verbindungen. Nahrungsmittel mit vielen Polyphenolen sind Äpfel, Tee, Kaffee, rote Trauben, schwarze Johannisbeeren, Granatäpfel.

Aktiv sein

Gesund ernähren, besondere Bedarfssituationen erkennen, Unterstützung durch Schüßler-Salze, das ist schon ein weites Stück auf dem Weg zum angemessenen Gewicht. Aktiv zu sein, ist ein weiterer notwendiger Beitrag zu Schönheit, Zufriedenheit und Wohlbefinden.

Unsere Vorfahren ernährten sich vor 10 000 Jahren natürlich anders als wir heute. Als Jäger und Sammler waren sie täglich viele Kilometer unterwegs, um Nahrung herbeizuschaffen. Auch mussten sie häufig fliehen, um wilden Tieren und Feinden zu entkommen. Sie waren also meist in Bewegung. Das Körperfett als Energiespeicher zu erhalten, war für sie überlebenswichtig. Im Laufe der Evolution musste sich der Mensch immer wieder an neue Lebensbedingungen anpassen, es entwickelten sich dabei vier verschiedene Stoffwechseltypen. Jeder Stoffwechseltyp verarbeitet Lebensmittel anders, aber für alle ist Bewegung und Sport eine entscheidende Grundlage.

Der »Fluch« des Sitzens

Der moderne Mensch sitzt im Büro viele Stunden am Schreibtisch. Um zur Arbeit zu kommen sitzt er im Auto oder Bahn und Bus. Am Abend sitzt man vor dem Fernseher oder liegt auf dem Sofa. Genetisch ist der Mensch jedoch für die tägliche und durchaus längere Bewegung ausgerüstet.

Durch die erzwungene oder auch gewünschte Passivität nehmen die Fettpolster zu und damit die Zivilisationskrankheiten. Bei Mangel an Sport und Bewegung werden die Fettspeicher nicht mehr geleert. Dabei ist besonders das Organfett im Bauchraum gefährlich. Wie eine Hormondrüse sendet dieses Fett Botenstoffe aus, die zu Gefäßerkrankungen und in der Folge zu Bluthochdruck und Herzerkrankungen bis zum Herzinfarkt führen können. Das Gehirn und die Nieren sind ebenfalls betroffen.

Besonders groß ist die Gefahr an Diabetes mellitus Typ 2 zu erkranken, weil das körpereigene Insulin aufgrund der vielen Fettzellen nicht mehr ausreichend wirken kann. Etwa zehn Millionen Menschen in Deutschland allein leiden an dieser Form der Diabetes. Umgangssprachlich wird diese Krankheit oft als Zuckerkrankheit (süßer Fluss) bezeichnet. Der Ursprung dieses Namens ist zu erkennen, wenn man bedenkt, dass der Urin erkrankter Personen süßlich schmeckt. Und über eine Geschmacksprobe wurde die Krankheit diagnostiziert, bevor eine Labordiagnostik möglich war.

Besonders geeignet für Diabetiker als Unterstützung sind die Schüßler-Salze Nr. 7 Magnesium phosphoricum, Nr. 10 Natrium sulfuricum und Nr. 11 Silicea.

Täglich 100 ml Rohsaft aus Meerrettich zur Ankurbelung der Bauchspeicheldrüse und Verdauung sind hilfreich.

Der Mangel an Testosteron

Den Kreislauf ankurbelnde Bewegung mindert Stress und das Hungerzentrum wird positiv beeinflusst. Die Bildung des männlichen Sexualhormons Testosteron wird gefördert. Einher geht ein positiver Einfluss auf die Psyche und die geistige und körperliche Leistungsfähigkeit. Bei Männern besteht ein direkter Zusammenhang zwischen hohem Organfett und einem Testosteronmangel wie Professor Michael Zitzmann vom Centrum für Andrologie der Universität Münster aufzeigt. Einerseits führen Stoffe, die von der Hormondrüse Bauchfett ausgeschüttet werden, zu einem Mangel an Testosteron, andererseits fördert dieser Mangel die weitere Anlagerung von Fett im Bauchraum. Viele Männer geraten so in einen Teufelskreis.

Durch Abbau des Organfetts und eine Steigerung der Muskelmasse wird ein Weg aus dieser Problematik gewiesen. Eine Umstellung der Ernährung und vermehrte körperliche Aktivität sind zwei Bedingungen zur Förderung der Gesundheit auch und gerade des Mannes.

Schüßler-Salze Nr. 7 Magnesium phosphoricum und Nr. 10 Natrium sulfuricum regulieren den Hormonhaushalt und helfen bei der Fettverbrennung.

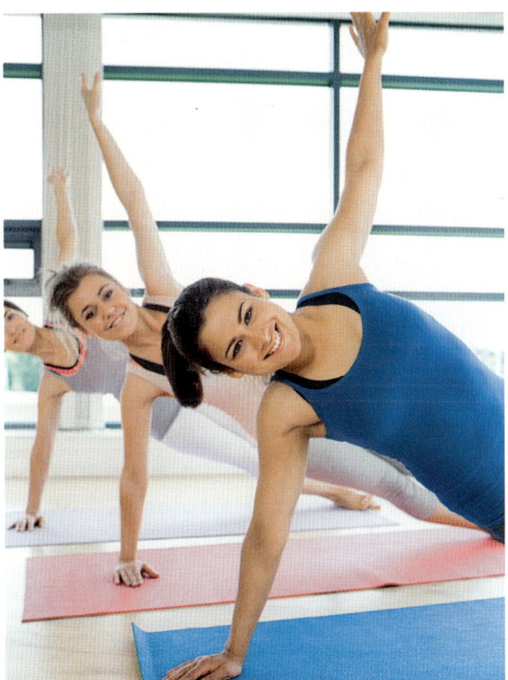

Unser Körper als Trainingsgerät, effektiv und überall einsetzbar

Ein Fitnessstudio kann, aber muss nicht sein

Ein Training für die ganzheitliche Fitness unterstützt immer das Zusammenspiel der Muskulatur, es ist wichtig z. B. die Rücken- und die Bauchmuskulatur gemeinsam zu stärken, um eine gegenseitige Stützfunktion zu haben. Zeitaufwendiges Stärken der einzelnen Muskeln über Gerätetraining im Sportstudio bringt Kraft, ist aber langwierig, und viele finden es auch zu langweilig.

Eine ganzheitliche Kräftigung des Körpers mit dem sogenannten funktionalen Training gewinnt in den letzten Jahren immer mehr an Bedeutung. Dabei wird der eigene Körper als Trainingsgerät eingesetzt und mit speziellen Zusatzgeräten wie dem Medizinball, Schlingen oder auch Gewichten gearbeitet. Für viele Übungen genügt eine einfache Gymnastikmatte. Bei dieser Trainingsform

Empfehlenswerte Bewegungstrends

Vibrationstraining

Das Training auf einer vibrierenden Platte ruft über Dehnreflexe Muskelbewegungen hervor. Die Muskeln ziehen sich zusammen und so kommt es zu einer Straffung des Gewebes. Besonders das innere Bauchfett soll dabei abgebaut werden. Das Training kann beim Abnehmen helfen. Untersuchungen zeigten, dass Übergewichtige mit einem regelmäßigen Vibrationstraining besser abnehmen als mit herkömmlichen Fitnessgeräten. Wer Gewicht abbauen will, darf sich jedoch darauf nicht völlig verlassen. Ein regelmäßiges Herz-Kreislauf-Training und eine Ernährungsumstellung sind dafür unbedingt notwendig. Als gezielte Abnahme des Bauchfetts hat sich das zusätzliche Training auf der Vibrationsplatte aber bewährt.

Zumba™ – Disco-Tanz zum Abnehmen

Zumba™ wurde von dem Tänzer und Choreografen Alberto Perez in den 1990er-Jahren in Kolumbien entwickelt. Zu den lateinamerikanischen Rhythmen von Salsa und Merengue und anderen Musikstilen werden Schrittfolgen kombiniert, die je nach Schweregrad mit Kniebeugen und Ausfallschritten zusätzlich durchgeführt werden. Die Teilnehmer sollen ihrem inneren Musikgefühl folgen und vorgegebene Tanzschritte diesem anpassen. Der Kalorienverbrauch liegt je nach Intensität immerhin zwischen 400 kcal und 1000 kcal in der Stunde. Diese Trainingsform entspricht etwa einem anspruchsvollen Ganzkörpertraining, die Fettverbrennung und der Muskelaufbau werden dabei angeregt.

wird das Stärken einzelner Muskeln als unfunktional betrachtet. Nur Übungen, die den Körper in seiner Gesamtheit ausbalancieren und stärken werden als sinnvoll erachtet.

Ein intensives Training zwischen 60 und 120 Sekunden mit Pausen und Wiederholungen verändern den Körper, das Körperfett wird rasch abgebaut. Dieses funktionale Training mit dem Einsatz des ganzen Körpers ist für Einsteiger, Trainierte und auch für Ältere geeignet, die Übungen können zu Hause durchgeführt werden. Dieses Training stammt aus der Physiotherapie und der Sportlerausbildung. Schon die deutsche Fußballnationalmannschaft bereitete sich damit auf die WM 2006 vor. Ein Wegbereiter ist der Fitnesstrainer Michael Boyle aus Kalifornien. Er ist Experte für Leistungsoptimierung und Verletzungsprävention und trainiert amerikanische Leistungssportler.

Letztlich ist es aber vergleichsweise unwichtig, welchen Sport Sie betreiben. Aber beachten Sie dabei bitte Folgendes: Über 35-Jährige sollten den Arzt konsultieren, bevor sie erstmals oder wieder in den Sport einsteigen. Dies gilt auch, wenn Sie unter Vorerkrankungen leiden, etwa unter Bluthochdruck oder Diabetes. Ziel der

Untersuchung und der medizinischen Beratung wird sein, welche Bewegungsformen und welche anfängliche Belastung richtig ist. Beginnen Sie nicht damit, »Weltmeister« sein zu wollen. Ein mäßiger Einstieg und eine langsame Steigerung der Aktivität sollte Ziel sein. Eine Überbelastung schadet immer. Lassen Sie sich bei allem Tatendrang Zeit fürs Aufwärmen und Lockern vorher und für ausreichend Entspannung und Erholung hinterher. Hören Sie auf ihren Körper: Bei Krankheit und großer Müdigkeit machen Sie bitte Pause. Ebenso bei Verletzungen. Achten Sie darauf, die Ernährung den Erfordernissen des Sportes anzupassen und trinken Sie viel Wasser.

Beim Sport und bei körperlicher Arbeit verbraucht der Körper viele Mineralstoffe und Spurenelemente. Um die Leistungsfähigkeit zu erhalten, müssen die entleerten Mineralstoffdepots wieder aufgefüllt werden. Hierzu eignen sich besonders die von Dr. Schüßler entwickelten 12 Basis-Salze und deren Ergänzungsmittel. Grundsätzlich gelten für die Basisernährung des Sportlers, auch des Hobbysportlers die gleichen

Schüßler-Salze für Sportler

Eine bewährte Kombination besteht aus den Salzen Nr. 1, Nr. 6, Nr. 7 und Nr. 8.

- Nr. 1 Calcium fluoratum **stärkt als Salz des Bindegewebes die Bänder und Sehnen. Eine positive Wirkung ist auch auf die Konzentrationsfähigkeit zu sehen.**
- Nr. 6 Kalium sulfuricum **unterstützt die Entgiftung über die Leber und hilft gegen Muskelkater. Hilft ebenso bei Blähungen und Verdauungsstörungen.**
- Nr. 7 Magnesium phosphoricum **gilt als Schmerzmittel und kommt bei Muskelkrämpfen, Muskelkater und Migräne zum Einsatz. Bekannt ist sie als »Heiße Sieben«, hierfür werden 10 Tabletten in 200 ml heißem Wasser aufgelöst und schluckweise getrunken.**
- Nr. 8 Natrium chloratum **reguliert den Wasserhaushalt und das Gleichgewicht bei Säuren und Basen. Die Einnahme wirkt einer Übersäuerung beim Sport entgegen und hilft bei Gelenkbeschwerden.**
- **Als Ergänzungssalze fördert die** Nr. 17 Manganum sulfuricum **mit dem lebenswichtigen Mangan die Leistungsfähigkeit und die** Nr. 27 Kalium bichromicum **beeinflusst den Fettstoffwechsel positiv. Die Umwandlung von Körperfett in Muskulatur wird dadurch unterstützt. Zusätzlich versorgt es den Sportler mit dem für ihn wichtigen Chrom. Die Mischungen können als Tagesration mitgenommen werden.**

Der Tagesbedarf an Schüßler-Salzen für Menschen mit viel Bewegung

Jeweils 4 Tabletten der entsprechenden Salze werden in einem Liter warmem Wasser aufgelöst und über den Tag schluckweise getrunken, dabei soll die Flüssigkeit einige Sekunden im Munde behalten werden, damit die gelösten Mineralsalze gut aufgenommen werden können.

Empfehlungen wie für die Gesunden. Bei Normalgewichtigen soll die Energiebilanz, also die Zufuhr von Kalorien und der Verbrauch während des Trainings, ausgeglichen sein. Bei Ausdauersport wie Laufen und Radfahren werden mehr bestimmte Aminosäuren für die Neubildung von Eiweiß verbraucht. Deshalb wird mehr hochwertiges Eiweiß benötigt. Bei Krafttraining wird wiederum mehr Glucose benötigt, um die Muskulatur in der Arbeit zu unterstützen.

Bedeutung der Muskulatur

Der menschliche Körper besitzt 656 Muskeln, die zur Durchführung von Bewegungen und als Stütze für das Knochenskelett notwendig sind. Jede unserer Bewegungen erfordert eine gewisse Aktivität von Muskeln. Zur Bewegung der Augen müssen täglich etwa 100000-mal die Augenmuskeln tätig werden. Um ein Lachen zu erzeugen, sind etwa 17 Muskeln notwendig, für das Runzeln der Stirn treten 40 Muskeln in Aktion. Über das Nervensystem werden Sinnesreize, die wir über die Augen, die Ohren und die Haut empfangen, an das Gehirn weitergeleitet. Dieses gibt dann den Befehl an bestimmte Muskelgruppen, in Bewegung zu kommen.

Die Skelettmuskulatur ist für die Bewegung etwa von Armen und Beinen zuständig und ist in vielen Bereichen willentlich gesteuert oder steuerbar. Auch die inneren Organe besitzen Muskeln, die ständig in Aktion sind. Diesen Vorgang kann man in vielen Fällen nicht bewusst steuern und trainieren. Beispiel dafür ist die Herztätigkeit. Die Muskelmasse insgesamt macht beim Erwachsenen etwa 40 % bis 50 % der gesamten Körpermasse aus. Der Anteil ist bei Frauen genetisch bedingt geringer als bei Männern. Das Muskelwachstum wird unter anderem durch das Hormon Testosteron gesteuert, von dem die Männer einen höheren Blutspiegel haben als die Frauen. Aber die Muskeln sind nicht nur für Bewegung und die Haltefunktion zuständig, es findet auch der gesamte Stoffwechsel in den Muskelzellen statt. Der Treibstoff der Muskelzelle ist die Glucose, die beim Abbau der Kohlenhydrate entsteht. Wie das Auto zum Fahren Benzin benötigt, verbrennt die Muskelzelle zur Energiegewinnung die Glucose. Als Transportmittel werden Eiweiße benutzt, die in der Zellwand sitzen und die Zuckermoleküle in die Zelle einschleusen. Bei körperlicher Belastung reichen diese Transportkörperchen aus, um Glucose aufzunehmen und den Blutzuckerspiegel sinken zu lassen. Bei untrainierten Menschen liegen diese jedoch nutzlos in den Zellen herum, erst Bewegung bringt sie wieder in die Zellwand, damit sie dort ihre Funktion erfüllen können. Je größer die Muskelmasse ist, desto besser wird die Verbrennung angekurbelt. Dies führt dann zu einem Fettabbau durch die von der Glucose angefeuerte Verbrennung.

Die Muskulatur besteht aus drei verschiedenen Arten. Die glatte Muskulatur arbeitet unwillkürlich und entzieht sich einer bewussten Steuerung. Die inneren Organe werden damit bewegt. Die quer gestreifte Muskulatur sitzt am Skelettapparat und ist für die Bewegung zuständig, der Bewegungsablauf wird damit gelenkt. Eine Besonderheit stellen die Zellen des Herzmuskels dar. Sie bestehen aus speziellen quer gestreiften Muskelzellen.

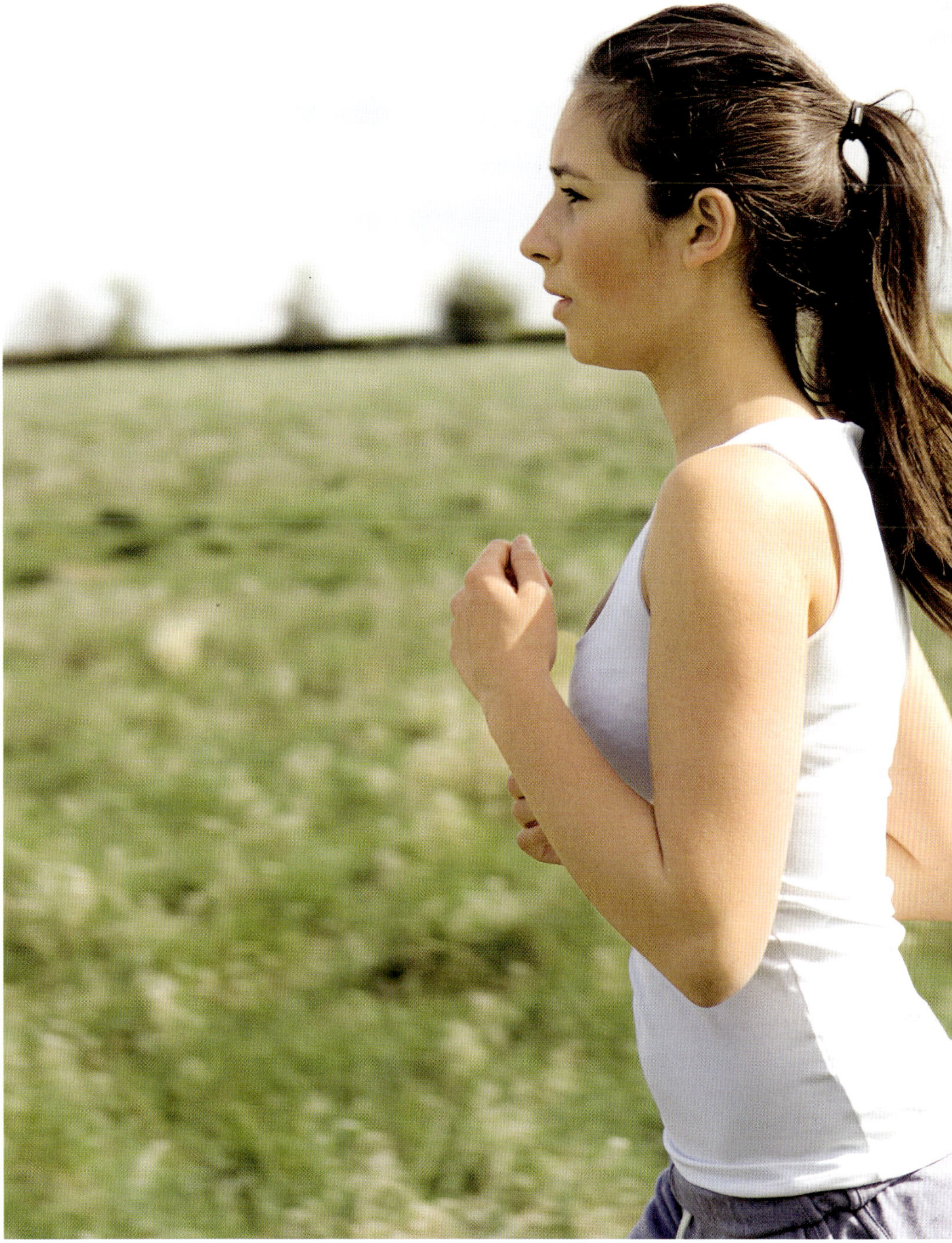

Laufen in freier Natur regt Atmung und Fettverbrennung an.

4. Abnehmen mit Schüßler-Salzen – die 4-Wochen-Kur

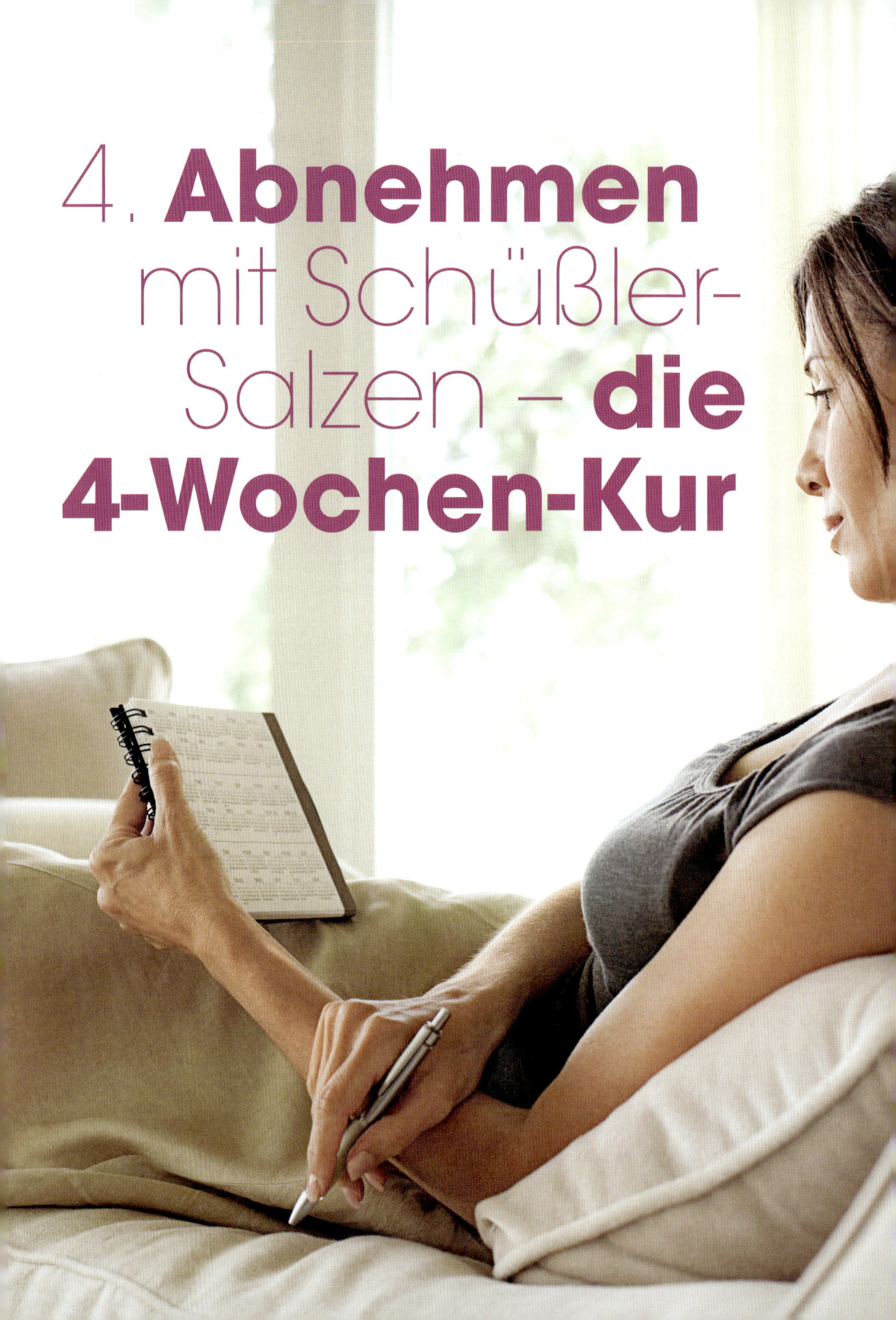

Der **erste Schritt** – den **Körper entgiften**

Wer mit Schüßler-Salzen abnehmen will und wird, macht mehr als eine Diät. Ziel ist eine Umstellung der Ernährung, die aber das Gegenteil von Mangel erzeugt. Hier heißt Abnehmen nicht einfach weniger essen. Und es heißt schon gar nicht, auf Genuss beim Essen verzichten zu müssen. Es lässt sich sogar formulieren, nicht weniger heißt die Devise, sondern mehr: mehr Balance bei der Versorgung mit Nährstoffen, bessere Versorgung mit Vitaminen und Mineralien. Mehr Zufriedenheit und Wohlbefinden. Zunächst aber gilt es mit den Folgen einer zuvor falschen Ernährung aufzuräumen. Entgiften heißt das erste Ziel. Besonders wichtig, ist dies für alle, die gerne (und häufig) Fast Food und Speisen wie Sahnetorten oder Pommes frites essen.

Die Entgiftungssysteme unterstützen

Der Abtransport der Schlacken und Abfallstoffe aus unserem Körper erfolgt über die Ausscheidungsorgane Darm, Nieren, Leber, Haut und Schleimhäute, Lymphgefäße und Lungen. Zusätzlich zu den Schüßler-Salzen können speziell für alle diese Organe unterstützende Maßnahmen durchgeführt werden.

Das Ökosystem Darm

Im Darm spielen sich lebenswichtige Vorgänge ab, bevor aus einer Mahlzeit die Energie gewonnen werden kann, die zum Lebenserhalt einer jeden Zelle benötigt wird. Wenn ein Bissen unserer Nahrung in den Mund gelangt, setzen die Verdauungsvorgänge ein. Die Nahrung wird zerkleinert und mithilfe von Enzymen (Eiweißverbindungen) in die kleinsten Bausteine zerlegt. Dabei helfen Milliarden verschiedener Bakterien. Sie bilden die Schleimhautflora und sorgen für ein gesundes Darmmilieu. Die Darmschleimhaut ist auch ein großes Immunorgan, sie besitzt speziell ausgebildete Zellen, die Abwehrstoffe gegen Viren und Bakterien bilden. Viele Faktoren belasten unseren Darm und hindern ihn, wirklich gut zu funktionieren. Neben Zusatzstoffen und Pestiziden in Lebensmitteln sowie vielen Medikamenten, z.B. Antibiotika und Magenschutzpräparate, sind es vor allem der Stress und ungesunde Verhaltensweisen. Als Auslöser für die chronisch entzündlichen Darmerkrankungen Colitis ulcerosa und Morbus Crohn gelten Infektionen durch Viren und Bakterien als Folge einer Fehlernährung, Alkohol, Rauchen und Umweltgifte sowie Nahrungsmittelallergien.

Die Körperzellen können nur mit den lebenswichtigen Vitaminen und Mineralstoffen versorgt werden, wenn eine gut funktionierende Darmschleimhaut vorliegt. Eine Umstellung der Ernährung hilft dabei, negative Einflüsse auf den Darm zu minimieren. Eine vitamin- und vitalstoffreiche Vollwertkost wird empfohlen. Nahrungsmittel wie Zucker, Weißmehlprodukte und Konservenkost werden eingeschränkt und Schweinefleisch wird vermieden. Ballaststoffe in Vollkornprodukten, Gemüse und Obst binden die anfallenden Gifte. Vor allem die Elemente Eisen, Selen und Zink müssen gleichzeitig in genügender Menge in der Nahrung vorliegen. Erst die Darmbakterien, wie Bifido- und Milchsäurebakterien sind in der Lage, die in der Nahrung enthaltenen Wirkstoffe durch Gärprozesse freizusetzen, sodass sie über die Darmzellen aufgenommen werden können. Eine gesunde Darmflora ist also unabdingbar. Bei Problemen mit dem Darm ist neben einer Darmsanierung eine ballaststoffreiche Ernährung, die die Ansiedlung von Darmbakterien, insbesondere der Bifidobakterien unterstützt, sehr wichtig. Lebensmittel, die viele dieser präbiotischen Ballaststoffe enthalten, sind z.B. Roggen, Schwarzwurzel, Lauch, Artischocken, Topinambur und Pastinaken.

Anregung der Verdauung mit den Schüßler-Salzen Nr. 4 Kalium chloratum, Nr. 9 Natrium phosphoricum, Nr. 10 Natrium sulfuricum

Die Nieren

Die Nieren wirken wie ein großer Filter. Die bei der Verdauung der Nahrung entstehenden überschüssigen Salze werden in Urin gelöst und ausgeschieden. Auch der Harnstoff und die Harnsäure die bei der Verdauung von Eiweiß anfallen, werden über die Nieren ausgeschieden. Besonders bei hohem Fleisch- und Wurstgenuss fallen diese Stoffe vermehrt an, die Filterleistung der Nieren wird dann häufig überschritten und die Abbauprodukte lagern sich z.B. als Kristalle in den Gelenken ab. Dies kann zu einer Gichterkrankung führen.

Die Nierenleistung wird gefördert mit den Salzen Nr. 8 Natrium chloratum und Nr. 10 Natrium sulfuricum. Bei Gicht noch die Nr. 9 Natrium phosphoricum.

Die Leber

Überernährung und Übergewicht führen zu einer vermehrten Bildung von Fettsäuren in der Leber, den Triglyceriden. Erkennbar ist dies an einem erhöhten Blutfettgehalt und einer im Ultraschallbild der Leber darstellbaren Fettleber. Weißliche Streifen sind dann in das Bindegewebe eingelagert. Die bekanntesten Auswirkungen eines überhöhten Alkoholkonsums betreffen ebenfalls die Leber. Im ersten Stadium kommt es dabei ebenfalls zu einer Fetteinlagerung in die Leber. Dies kann durch Gewichtsabnahme und Alkoholkarenz rückgängig gemacht werden. Nach wenigen Jahren des Alkoholmissbrauchs kann es zu einem Umbau des Lebergewebes kommen, es entsteht die Leberzirrhose. Dabei nimmt die Funktion der Leber als Ausscheidungsorgan von Giftstoffen ständig ab. Aus einer Leberzirrhose kann sich ein Leberzellkarzinom entwickeln.

Als Leberschutz gilt das Schüßler-Salz Nr. 6 Kalium sulfuricum, bei einer Stauung zusätzlich Nr. 10 Natrium sulfuricum.

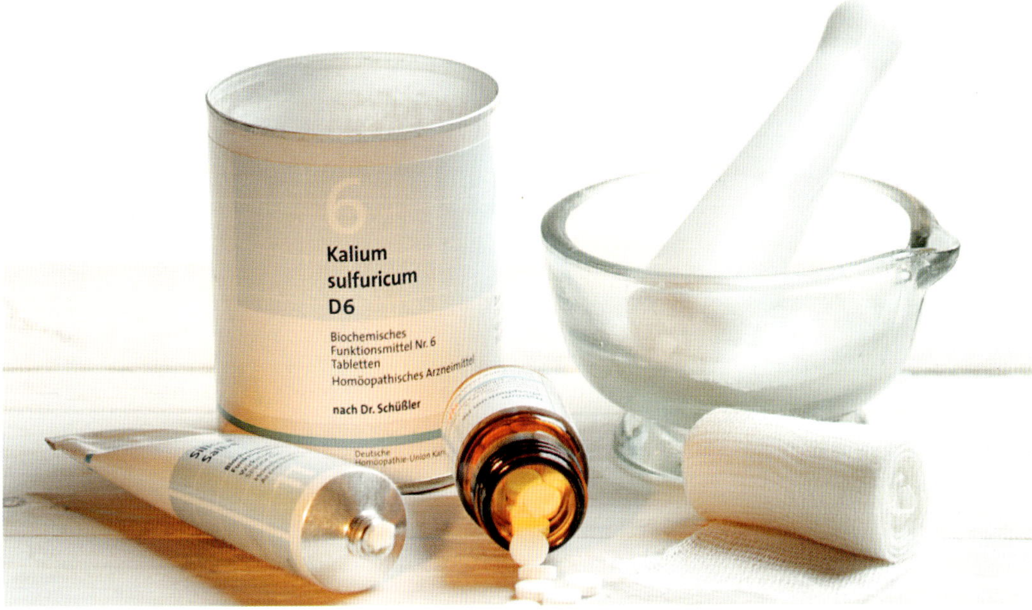

Schüßler-Salze und Salben unterstützen alle Organe.

Die Lunge

Über die Lunge wird das aus dem Stoffwechsel anfallende Kohlendioxid abgeatmet. Auch daher ist es wichtig, ungehindert atmen zu können. Bei Fettsucht kann es zu einer Schlafapnoe kommen. Dabei setzt die Atmung immer wieder über einige Sekunden aus. Das geschieht aufgrund der mechanischen Einengung der Halsgegend wegen massiver Fetteinlagerung. Die Personen leiden an chronischer Müdigkeit, auch ein spontanes Einschlafen am Tag ist damit verbunden.

Das Schüßler-Salz Nr. 11 Silicea unterstützt die Atmung.

Die Haut und die Lymphgefäße

Über die Haut und die Lymphgefäße werden ebenfalls Salze und saure Produkte ausgeschieden. Ein großer Anfall an diesen Stoffen zeigt sich in unreiner Haut, Ekzemen und Wassereinlagerung im Gewebe. Ein Zeichen mangelnder Ausscheidung ist oft das Lymphödem. Durch die Lymphdrainage kann der Abfluss über die Haut verbessert werden. Auch durch Schwitzen in der Sauna wird der Lymphfluss angeregt.

Die Ausscheidung über die Haut und die Lymphe wird unterstützt durch die Salze Nr. 4 Kalium chloratum, Nr. 6 Kalium sulfuricum und Nr. 11 Silicea.

Der **zweite Schritt** – per Express zur **Stoffwechsel-Ankurbelung**

Ein Ernährungsprogramm, das ausgerichtet ist, den Stoffwechsel anzutreiben, kombiniert mit den entsprechenden Schüßler-Salzen der Abnehm-Kur und eine regelmäßige Bewegung hilft bei der Gewichtsabnahme. Die folgenden Empfehlungen sind auf das Programm abgestimmt.

Die Wärmebildung anheizen

Die Thermogenese (Bildung von Wärme) ist ein grundlegendes Element bei der Fettverbrennung. Nach dem Essen erhöht sich der Energieumsatz des Körpers für etwa 8 Stunden. Jedes Nahrungsmittel liefert nicht nur Energie, sondern verbraucht auch solche bei den Stoffwechselabläufen. Bei erhöhter Eiweißzufuhr wird wesentlich mehr Energie benötigt als bei einer kohlenhydrat- und fettreichen Kost. Die Stoffwechselsteigerung macht sich auch durch eine erhöhte Wärmeabgabe bemerkbar. Das Essen, die Verdauung und die Verwertung von Nahrungsmitteln erfordert dann so viel Energie, dass auch körpereigenes Fett verbrannt wird. Einige Nahrungsmittel können diese Fettverbrennung erheblich unterstützen und die Fettdepots abbauen. Besonders geeignet sind alle Lebensmittel mit hochwertigem Eiweiß wie Sojaprodukte, Hülsenfrüchte, Fisch, fettarmes Fleisch und Käse mit niedrigem Fettgehalt.

Ausreichend Trinken

Mindestens 2,5 l Flüssigkeit zu sich zu nehmen, unterstützt die Entgiftung über die Niere und wirkt der Übersäuerung des Körpers entgegen. Teezubereitungen und eine Empfehlung für geeignete Getränke sind im Kapitel unterstützende Maßnahmen (Seite 67 ff.) zu finden.

Gewürze heizen den Stoffwechsel an

Scharfe Gewürze wie Chilischoten (frisch oder getrocknet), Tabasco und Knoblauch, scharfes Paprikapulver begünstigen die Verbrennung von Fett. Auch frischer Ingwer als Tee oder als Ingwerwasser fördert den Fettabbau.

Regelmäßiges Essen ist gesund und macht zufrieden

Zur Stabilisierung der Blutzucker-Kurve und zur Vermeidung von Heißhunger sollte auf regelmäßige Mahlzeiten geachtet werden. Also bitte nicht (aus Zeitmangel beispielsweise) das Frühstück weglassen, über die Nacht ist der Blutzuckerspiegel schon abgesunken und die Zuckerdepots müssen wieder aufgefüllt werden, sonst entstehen Heißhungerattacken und unkontrolliertes Essen. Der Körper schaltet auf Sparflamme und die Fettverbrennung unterbleibt.

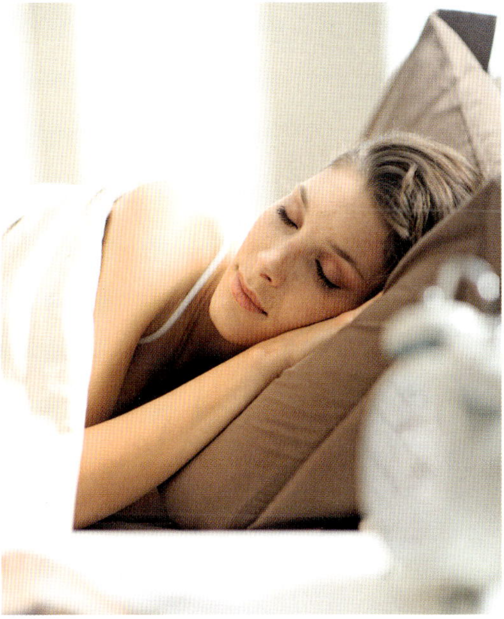

Guter Schlaf und Zufriedenheit mit einer ausgeglichenen Ernährung und den Schüßler-Salzen

Bewegungsprogramm aussuchen

Suchen Sie sich eine Sport- und Bewegungsart aus, die Ihnen Spaß macht. Dann heißt die Devise mäßig aber regelmäßig. Man muss wahrlich nicht zum »Spitzensportler« werden, aber zwei- bis dreimal die Woche sollte man richtig aktiv sein. Mit dem Essen nach dem Sport zwei Stunden warten, sonst wird die frisch angekurbelte Fettverbrennung unterbrochen. Geeignete Bewegungsprogramme unterstützen die Ernährungsumstellung.

Sich schlank schlafen

Die stärksten Fettverbrenner im Körper sind die Wachstumshormone, am bekanntesten ist das Somatotropin. Es wird besonders in der Nacht im Gehirn produziert und wird durch späte und kohlenhydratreiche Mahlzeiten in der Wirkung verringert. Niedrige Blutspiegel dieses Hormons führen zu einer erhöhten Körperfettmasse, besonders des Bauchfetts. Auch die Muskelmasse und die Knochendichte nehmen bei einem Mangel ab. Mindestens 7 Stunden Schlaf sorgen für einen ausgeglichenen Hormonhaushalt.

Abschied nehmen von Gewohnheiten

Bereits in der Kindheit bilden sich Gewohnheiten aus, die Jahre und Jahrzehnte später zu Übergewicht und Fettsucht führen können. Der Teller musste beispielsweise immer aufgegessen werden, dies führt dazu, dass man immer noch isst, obwohl man eigentlich schon satt ist. Schokolade und Chips vor dem Fernseher zu essen, sollte man auch umgehend streichen. Sich bei Frust »etwas Gutes« in Form von einem Stück Torte zu gönnen, führt oft zu Figurproblemen.

Um seine persönlichen Gewohnheiten zu erfassen, ist es sehr hilfreich ein Ernährungstagebuch zu führen. Dabei sollte auch erfasst werden, warum gegessen wird, also aus echtem Hunger, aus Gewohnheit, damit der Teller leer wird oder aus Frust und Langeweile. Nur wenn die eigenen Essgewohnheiten bekannt sind, können diese geändert werden. Seien Sie dabei wirklich ehrlich zu sich selbst.

Nach Durchführung des 4-Wochen-Ernährungsprogramms nach Dr. Schüßler sollten dessen Rezepte (ab Seite 74) in der Zusammensetzung beibehalten werden, die Menge an Nahrungsmitteln kann etwas gesteigert werden. Die vorbeugende Einnahme der Schüßler-Salze in einer niedrigen Dosierung (je 1 Tbl. von jedem Salz der Abnehm-Kur täglich) unterstützt den Langzeiterfolg.

Die **Schüßler-Salze** für die 4-Wochen-Kur

Im Folgenden finden Sie eine Zusammenstellung der Salze und begleitender Maßnahmen, die in Kombination mit dem Ernährungsprogramm über vier Wochen für eine Gewichtsabnahme sorgen.

Nr. 4 Kalium chloratum

Hauptaufgabe ist die Entgiftung des Stoffwechsels, Mobilisierung der Schlacken und die Ausscheidung chemischer Gifte. Kalium chloratum ist wichtig für die Schleimhäute und Drüsen, den Magen und den Darm. Fördert den Aufbau von Eiweiß.

Nr. 9 Natrium phosphoricum

Wirkt einer Übersäuerung des Stoffwechsels entgegen, indem es den Abbau der angefallenen Säuren fördert. Regt den Fettstoffwechsel an und unterstützt so den Abbau von Körperfett.

Nr. 10 Natrium sulfuricum

Fördert den Fettstoffwechsel, belebt die Stoffwechselaktivität und hilft beim Abbau von Giftstoffen. Hilft bei vermehrter Wassereinlagerung im Gewebe. Lindert Heißhunger und verstärkt den Durst auf Wasser, eine vermehrte Ausscheidung von Abbauprodukten ist dadurch möglich.

Nr. 22 Calcium carbonicum

Bei träger Konstitution und aufgeschwemmtem Körper, insgesamt bei Bewegungsmangel. Baut die Knochen auf, unterstützt das Lymphsystem bei der Ausscheidung von Abfallprodukten aus der Nahrung und wirkt auf das Nervensystem ausgleichend.

Nr. 23 Natrium bicarbonicum

Dieses Salz ist ein wichtiger Säurepuffer, neutralisiert die anfallenden Säuren und wirkt so einer Übersäuerung des Organismus entgegen. Regt die Verdauungsleistung der Bauchspeicheldrüse an und hilft damit bei der Eiweiß- und Fettverdauung.

Nr. 27 Kalium bichromicum

Regt die Erneuerung der Körperzellen an, fördert die Sekretion der Drüsen. Unterstützt insgesamt die Entgiftung.

Begleitende Naturheilmethoden

Andere Maßnahmen der Naturheilmethoden sind zusammen mit den biochemischen Mitteln zur Unterstützung bei der Gewichtsabnahme mit der Abnehm-Kur nach Dr. Schüßler sehr zu empfehlen. Alle Maßnahmen haben das Ziel, die Störungen der Zellfunktion, die sich in der

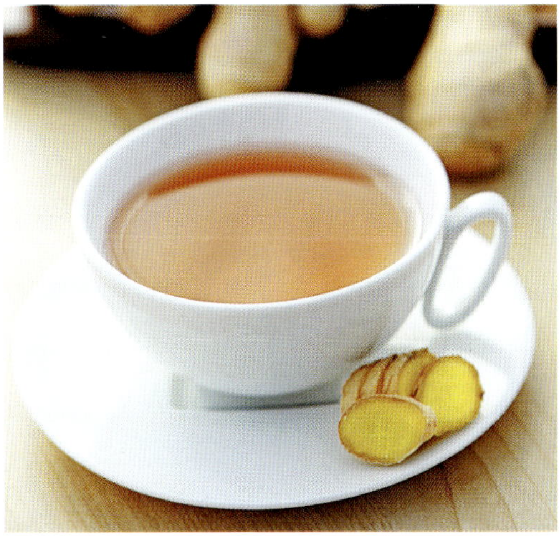

Ingwertee – wärmend und immunstärkend in der kalten Jahreszeit

Krankheit äußert, zu beseitigen. Die Gesundheit kann auf natürliche Weise durch die Stärkung der körpereigenen Abwehrleistung wiederhergestellt werden. Diese sind Kneipp-Anwendungen, Lichttherapie oder Wärmeanwendungen. Unterstützend wirken auch Gymnastik und Sport, auch eine gezielte Atemtherapie ist hilfreich. Homöopathische Verordnungen verstärken durch die hoch verdünnten Mittel den in der Krankheit liegenden Reizzustand und tragen so ebenfalls zur Gesundung bei. Die homöopathischen Mittel werden bei Übergewicht und Adipositas am besten im Rahmen einer Konstitutionstherapie eingesetzt.

Die Konstitutionstherapie in der Homöopathie berücksichtigt den Menschen in seiner Gesamtheit und wirkt daher tief greifend.

Bewährte Teemischungen und weitere Getränke ergänzen die Abnehm-Kur mit Schüßler-Salzen ideal.

Teemischungen und Getränke zur Unterstützung des Abnehmerfolges

Ingwertee

Zur Herstellung wird der frische Wurzelstock der Ingwerpflanze verwendet. Die scharfen Inhaltsstoffe sind verdauungsfördernd, magenstärkend, appetit- und kreislaufanregend. Wirkt wärmend und durchblutungsfördernd, besonders geeignet daher für die Abnehm-Kur im Herbst und Winter. Enthält Vitamin C, Eisen, Kalium, Kalzium, Natrium und Phosphor. Zudem besitzt der Ingwer antibakterielle und sogar virostatische Eigenschaften.

Zur Zubereitung verwendet man ca. 2 cm frische geschälte Ingwerwurzel, in dünne Scheiben geschnitten. Diese werden mit 500 ml heißem Wasser übergossen, nach 10 Min. durch ein Sieb abgießen. Morgens 1 Tasse auf nüchternen Magen getrunken, regt der Tee den Stoffwechsel an. Für Ingwerwasser wird einfach die dreifache Menge heißes Wasser verwendet. Tee und Wasser können heiß, warm oder kalt getrunken werden.

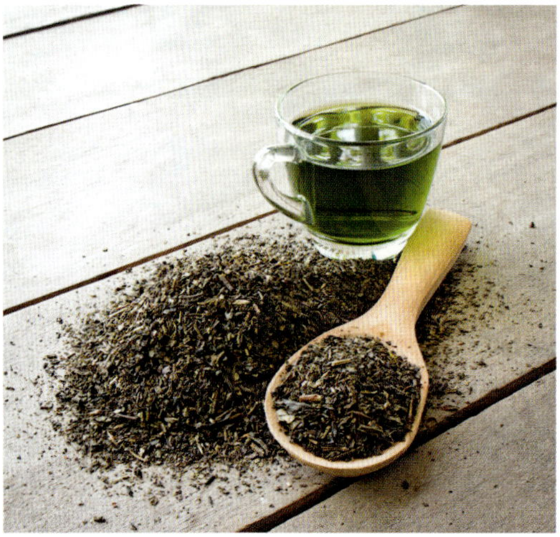

Süßholz-Zimt-Tee reguliert den Blutzuckerhaushalt.

Süßholz-Zimt-Tee

Die Süßholzwurzel oder Lakritze hat eine blutreinigende und harntreibende Wirkung, hilft bei der Ausscheidung von Giftstoffen und wirkt leicht abführend. Zimt fördert die Verdauung und reguliert den Blutzuckerspiegel. Zimt kann den Cholesterin- sowie den Triglyceridspiegel senken und ist daher hilfreich bei Fettstoffwechselstörungen. Als »Schlanktee« ist die Kombination besonders bei Störungen des Blutzuckers geeignet.

Zur Herstellung verwendet man 2 TL getrocknete Süßholzwurzel aus der Apotheke, ½ TL gemahlener Ceylon-Zimt und übergießt die Mischung mit 500 ml kochendem Wasser. Man lässt den Tee 15 Min. ziehen und trinkt morgens und abends 1 Tasse zur Mahlzeit.

Birkenblätter-Schafgarbe-Wacholderbeer-Tee

Diese Mischung ist als Abnehmtee ebenfalls sehr geeignet, da diese Heilpflanzen die Verdauung fördern, die Nierenfunktion unterstützen und den Stoffwechsel anregen. Schafgarbe hat zudem eine mild hormonelle Wirkung und wird bei absinkendem Östrogenspiegel während der Wechseljahre eingesetzt. Diese Teemischung ist besonders für Frauen geeignet.

Zur Herstellung des Tees werden 10 g Wacholderbeeren, 10 g getrocknete Schafgarbe und 10 g getrocknete Birkenblätter mit 500 ml kochendem Wasser übergossen, nach einer Ziehzeit von 10 Min. wird die Mischung durch ein Sieb abgegossen. Man trinkt 2 Tassen am Tag.

Grüner Tee

Der aus Asien stammende grüne Tee besteht aus unfermentierten Teeblättern. Diese Teesorte enthält die Mineralstoffe Kalzium, Fluor, Eisen, Kalium, Magnesium und Mangan, weiter das Vitamin C und Antioxidantien zum Zellschutz. Unterstützt die Fettverbrennung.

2 gehäufte TL Grüntee werden mit 500 ml nicht mehr kochendem Wasser aufgegossen und nach 2 Minuten durch ein Sieb abgegossen.

Matetee

Die in dieser Teesorte enthaltenen Bitterstoffe haben eine appetithemmende Wirkung. Das Koffein des Matetees regt den Stoffwechsel an.

Matetee ist im Handel als Pulver erhältlich und nach Gebrauchsanweisung zuzubereiten.

Oolong-Tee

Diese aus China stammende Teesorte enthält Saponine, die die Anlagerung von Fett im Gewebe hemmen. Das ebenfalls enthaltene Koffein regt die Fettverbrennung an.

Lapacho-Tee

Diese Teesorte regt die Darmtätigkeit an, entgiftet die Leber und stärkt das Immunsystem. Lapacho-Tee enthält die Mineralstoffe Barium, Jod, Kalium, Kalzium und Eisen. Gewonnen wird dieser Tee aus dem südamerikanischen Lapachobaum.

Rooibos-Tee (Rotbusch-Tee)

Der Rotbusch-Tee hat eine natürliche Süße und kann den Hunger auf Süßigkeiten stillen – und das ohne viele Kalorien zu enthalten.

Vanille-Tee

Der Vanilleduft hat eine appetitzügelnde Wirkung, die beim Abnehmen hilft. Wird Vanille grünem Tee beigemischt, enthält man eine

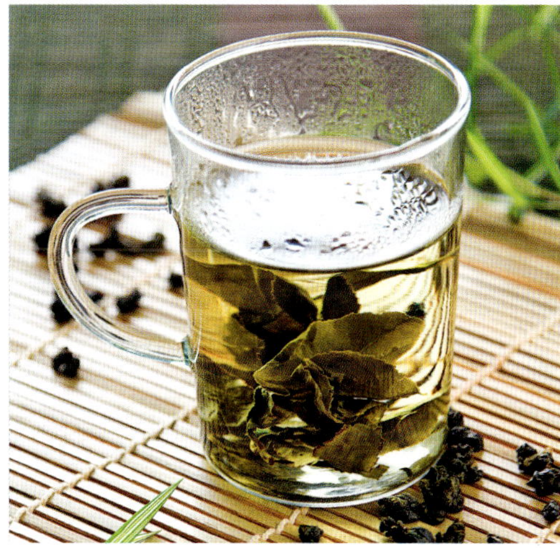

Frische Kräutertees stillen den Hunger auf Süßes, wirken entschlackend und anregend.

appetithemmende und gleichzeitig stoffwechselanregende Wirkung.

Zur Zubereitung eines Vanilletees wird eine Vanilleschote aufgeschnitten und das Mark einer halben Schote ausgekratzt. Diese wird mit dem bereits zubereiteten Tee vermischt.

Grüner Hafertee

Schlacken werden durch diese Teesorte abgebaut, sie wirkt entwässernd und regt die Verdauung an. Hilft bei hohen Harnsäurewerten und Gicht.

Hafertee ist im Handel schon fertig zur Zubereitung erhältlich.

Gewürztee

Diese Mischung wirkt entwässernd und entschlackend und enthält eine Vielzahl von Mineralstoffen, die Gewürze wirken zusätzlich entwässernd und appetithemmend.

Gewürztee kann man leicht selbst herstellen. Eine Bio-Orange heiß abwaschen, die Schale der Orange und 2 EL getrocknete Brennnesselblätter mit 500 ml kochendem Wasser übergießen, 2 Gewürznelken dazugeben. Man lässt die Mischung 10 Min. ziehen und gießt sie durch ein feines Sieb ab. Abschließend den Saft einer halben Orange dazugeben.

Gerstengrassaft

Das Gerstengras wird gewonnen, bevor die Gerste aufblüht und gelb wird. Es enthält mehr als 3000 Vitalstoffe und trägt so zu einem ausgeglichenen Mineralstoffhaushalt bei. Als grünes Gras ist die Gerste noch glutenfrei. Die wichtigsten Inhaltsstoffe sind basische Stoffe, die den Säure-Basen-Haushalt regulieren. Es enthält mehr B-Vitamine als Milch und auch das sonst nur in tierischen Produkten zu findende Vitamin B12, das ist wichtig für Vegetarier und Veganer. Auch Magnesium, Natrium, Zink, Phosphor, Schwefel, Chlor und Kupfer sind zu einem hohen Anteil darin vertreten. Die darin enthaltene Aminosäure Phenylalanin und auch Kupfer bremsen das Hungergefühl. Des Weiteren können Chlorophyll und antioxidative Substanzen den Alterungsprozess der Zelle verlangsamen. Gerstengrassaft-Pulver ist im Handel erhältlich.

Zur Herstellung eines Getränkes verwendet man 2 g Pulver mit 200 ml kaltem Wasser vermixt und trinkt täglich 1 Glas vor dem Frühstück. Auch als fertiges Getränk ist Gerstengrassaft erhältlich, man mischt dann 1/3 Saft mit 1/3 frisch gepressten Orangensaft oder Apfelsaft und 1/3 stillem Wasser.

Buttermilch

Die gesunde Milchalternative zum Abnehmen hat weniger Fett und weniger Kalorien als Vollmilch. Buttermilch enthält aber viele Nährstoffe wie Kalzium, Kalium, Phosphat, die B-Vitamine B2, B5 und B12. Die vielen Milchsäurebakterien stärken das Darmmilieu und fördern die Verdauung. Das darin enthaltene Eiweiß ist sehr hochwertig, da es alle Eiweißbausteine enthält. Buttermilch sättigt besser als Vollmilch. Im Ernährungsplan können andere Milch- und Sauermilchgetränke durch Buttermilch ersetzt werden. Ist auch eine gute Hilfe bei auftretendem Hungergefühl zwischen den Mahlzeiten.

Salben, Umschläge und Bäder

Die Haut schützt unseren Körper, sie reguliert den Wärmehaushalt und ist darüber hinaus ein wichtiges Ausscheidungsorgan für anfallende Säuren und Giftstoffe. Biochemische Salben pflegen und unterstützen bei der Abnehm-Kur. Sie sind als fertige Mischungen im Handel erhältlich. Umschläge und Bäder können mit den Salzen selbst hergestellt werden. Durch die Haut können

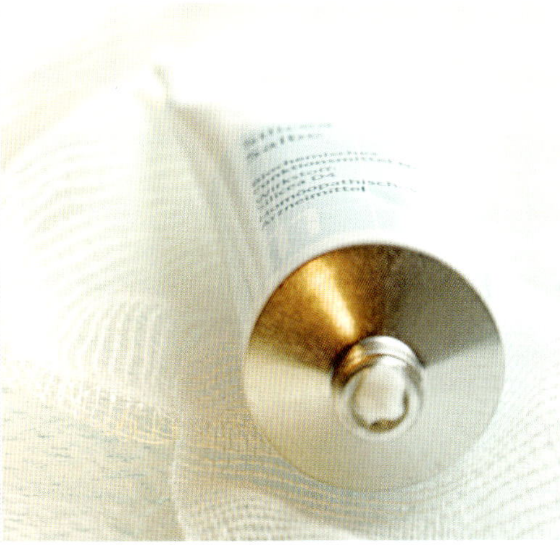

Salben unterstützen ideal die Wirkung der Schüßler-Tabletten.

die potenzierten Salze direkt aufgenommen werden.

Salbe Nr. 1 wird angewendet als Massagemittel bei Erschlaffung der elastischen Gewebe. Auch bei Verhärtungen der Haut zur Wiederherstellung der Elastizität ist sie nützlich. Während und nach dem Abnehmen wird die Salbe in die Bauchpartie, die Oberarme und die Oberschenkel täglich einmal einmassiert. Auch bei Cellulite ist sie bestens geeignet.

Salbe Nr. 5 ist für die nervliche Stabilität verantwortlich. Schon Schüßler hat das Salz Kalium phosphoricum gegen seelische Probleme und gegen Depression eingesetzt. Die Salbe sorgt während des Abnehmens für ein ausgeglichenes Nervensystem. Am besten angewendet als Umschlag auf den Oberbauch, hier befindet sich der Solarplexus, der für eine gute Stimmungslage verantwortlich ist.

Salbe Nr. 6 ist ein vorzügliches Hautpflegemittel bei Hautjucken und Hautschuppen. Diese Symptome sind bei einer Ernährungsumstellung nach Dr. Schüßler ein Zeichen für eine gute Entgiftung. Zur Unterstützung der Leberfunktion wird die Salbe täglich einmal auf die Lebergegend unter dem rechten Rippenbogen einmassiert.

Was hilft bei …?

Schlaflosigkeit, Stress, Nervosität	Nr. 2 Calcium phosphoricum, Nr. 5 Kalium phosphoricum und Nr. 7 Magnesium phosphoricum
Muskelschmerzen, Gliederschmerzen, Krämpfen im Verdauungsbereich	Nr. 3 Ferrum phosphoricum, Nr. 6.Kalium sulfuricum und Nr. 7 Magnesium phosphoricum
Gewebefestigung, Verschleißerscheinungen der Gelenke, zur Stärkung von Haaren, Nägeln, Knochen	Nr. 1.Calcium fluoratum und Nr. 11 Silicea
Bei Übersäuerung und zur Entgiftung	Nr. 9 Natrium phosphoricum und Nr. 10 Natrium sulfuricum

Auch bei rheumatischen Beschwerden kann die Salbe auf die schmerzende Stelle aufgetragen werden.

Salbe Nr. 11 ist eine gute Nährcreme bei verstärkter Faltenbildung der Haut. Trägt auch zur Festigung des Bindegewebes während und nach der Gewichtsreduktion bei. Die Salbe wird täglich einmal in die Haut von Gesicht, Bauch und Beinen einmassiert.

Zur intensiven Behandlung eines Körpergewebes kann ein Umschlag hergestellt werden aus den zerkleinerten Schüßler-Salzen. Diesen lässt man ein bis zwei Stunden einwirken, am besten zugedeckt mit einer warmen Decke. Die Wärme entspannt die Muskulatur und fördert die Durchblutung, sodass die Wirkung des Umschlages noch erhöht wird.

Zur Herstellung eines Umschlages werden 10 Tabletten des entsprechenden Salzes im Mörser zerkleinert und mit einigen Tropfen Wasser verrührt. Die Masse wird auf eine gefaltete Stoffserviette oder ein Küchentuch aufgestrichen und, mit dem Tablettenbrei nach unten, die Körperregion damit bedeckt. Nach der Einwirkungszeit wird die Haut mit reinem Wasser abgewaschen.

Auch Teil- oder Vollbäder sind sehr geeignet als unterstützende Maßnahme. Der Körper kann bei einem Vollbad über die gesamte Haut das Mineralsalz aufnehmen, zusätzlich kommt noch eine entspannende Wirkung durch die Wärme des Wassers hinzu. Zur Unterstützung wurden diese Bäder zweimal in der Woche durchgeführt. Es können auch mehrere Salze zusammen für ein Bad verwendet werden.

Zur Herstellung eines Vollbades werden 100 Tabletten des Salzes im warmen Badewasser aufgelöst. Die Badezeit sollte 20 Minuten betragen.

Für ein Fußbad werden 20 Tabletten in warmem Wasser in einer Fußbadewanne aufgelöst, die Einwirkzeit beträgt hier 15 Minuten. Durch den Wasserdampf werden die kleinsten Bestandteile der Salze, die Ionen, eingeatmet. In dieser chemischen Form nehmen die Lungen die Salze am besten auf.

Folgende Kombinationen von Schüßler-Salzen haben sich als Badezusätze für die Abnehm-Kur bewährt:

Anregung der Verdauung mit den Schüßler-Salzen Nr. 4 Kalium chloratum, Nr. 9 Natrium phosphoricum, Nr. 10 Natrium sulfuricum

Letzte Vorbereitungen

Der erste Tag

Empfohlen wird eine Kurdauer von vier Wochen. Die Kur beginnt mit einem intensiven Einstieg über drei Tage.

Ein Vollbad wird am ersten Tag zubereitet mit einer Mischung der oben genannten Salze.

Beginn mit einem Heißgetränk

Am ersten Tag werden die Salze der Abnehm-Kur, die Nr. 4, Nr. 9, Nr. 10, Nr. 22, Nr. 23 und die Nr. 27 zusammengemischt. Der Stoffwechsel wird so intensiv für die kommende Kur vorbereitet.

Für das Heißgetränk werden je 2 Tabletten der genannten Salze in 500 ml heißem Wasser aufgelöst und mit einem Plastiklöffel verrührt. Diese Zubereitung wird über den Tag verteilt in kleinen Schlucken getrunken. Immer zwischen dem Essen, nie zu den Mahlzeiten. Die Flüssigkeit soll mindestens 10 Sekunden im Mund behalten werden, bevor geschluckt wird.

Der zweite und dritte Tag

Am zweiten und dritten Tag beginnt man mit 2 Tabletten des Salzes Nr. 4, dann werden die folgenden Salze im Abstand von 1 Stunde genommen. Man beginnt dann wieder mit dem Salz Nr. 4, so dass insgesamt zwölfmal die Einnahme durchgeführt wird. Jedes Salz wird also an Tag 2 und 3 jeweils zweimal eingenommen.

Die Einnahme der Salze während des vierwöchigen Ernährungsprogramms

Täglich werden nun alle 2 Stunden 2 Tabletten eines einzelnen Mineralsalzes vor bzw. zwischen den Mahlzeiten im Mund gelassen, bis sie zergangen sind. Man beginnt mit der Nr. 4 und nimmt die Salze dann der Reihe nach, jedoch immer nur ein einzelnes Salz auf einmal.

Einnahmeschema der Salze:

Vor dem Frühstück	2 Tabletten der Nr. 4
Zwei Stunden später	2 Tabletten der Nr. 9
Nach weiteren zwei Stunden	2 Tabletten der Nr. 10, dann die Nr. 22, weiter mit der Nr. 23, bis zur letzten Einnahme der Tabletten Nr. 27

5. Gesunde Abnehm-Rezepte

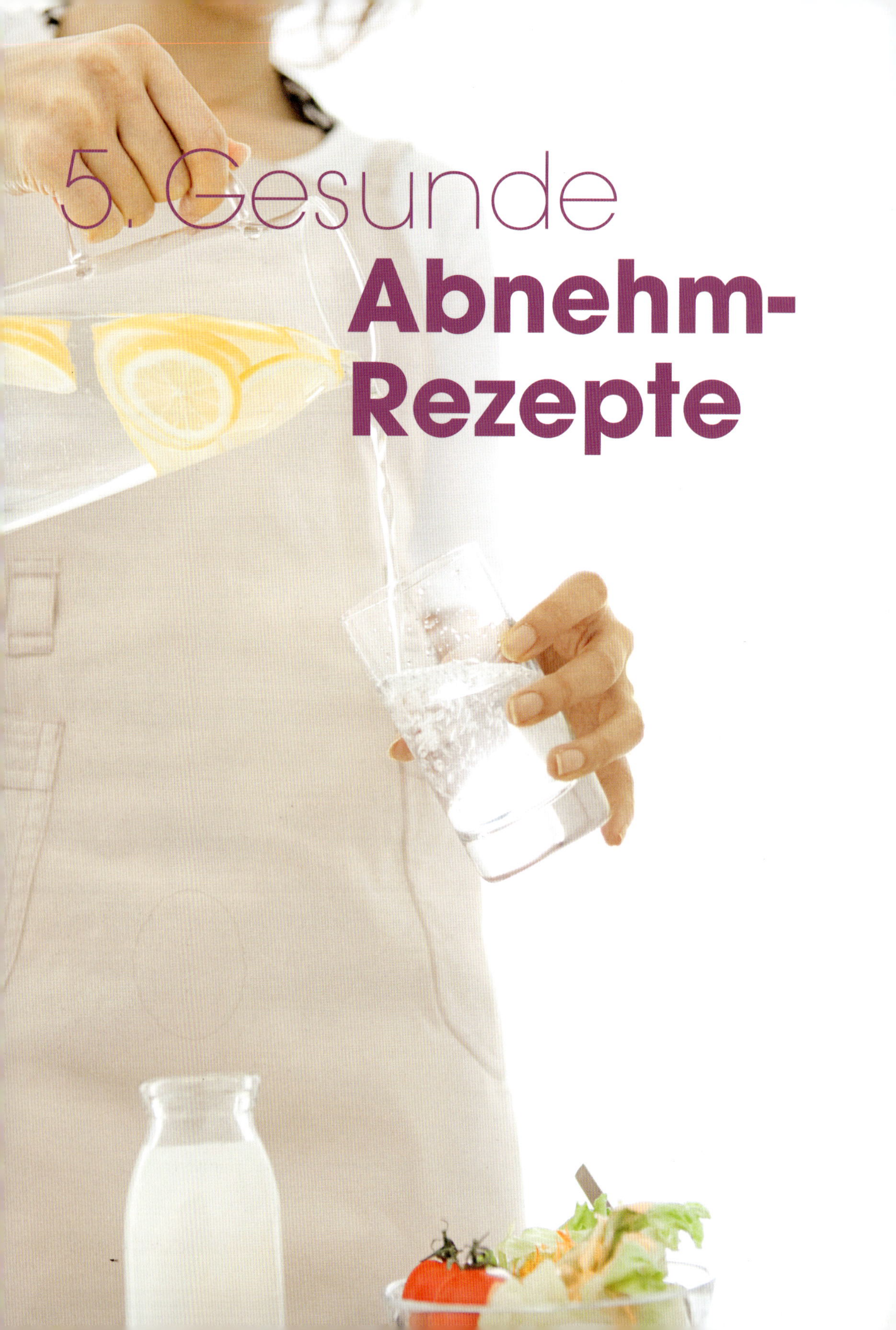

28 »leckere« Tage

Alle Rezepte sind nach neuen ernährungswissenschaftlichen Erkenntnissen zusammengestellt. Die Regeln der Ernährungslehre nach Dr. Schüßler wurden dabei berücksichtigt und an die jetzige Zeit angepasst. Alle Gerichte sind einfach zuzubereiten, die Lebensmittel können auf Vorrat gekauft werden.

Wenn Sie nach den folgenden Rezepten kochen, bereiten Sie ein Essen zu, das Sie mit allen wichtigen Nährstoffen versorgt, dies trifft auch und gerade auf den Mineralstoffhaushalt zu. Unter den drei Mahlzeiten am Tag kommt dem Frühstück eine besondere Bedeutung zu. Ein vollwertiges Frühstück füllt die Energiespeicher auf, die während der Nacht entleert wurden. So starten Sie körperlich und geistig leistungsfähig in den Tag. Studien zeigen, dass Menschen, die angemessen frühstücken, weniger zu Übergewicht neigen.

Um körperlich und geistig fit zu bleiben, müssen wir zudem ausreichend mit Wasser versorgt werden. Empfehlenswert sind Mineralwässer und ungesüßte Kräuter- und Früchtetees. Auch Kaffee, schwarzer und grüner Tee liefern Flüssigkeit und sind anregend, verschiedene Getränke zur Unterstützung der Abnehm-Kur sind im vorhergehenden Kapitel besprochen. Die Trinkmenge sollte bei mindestens 2 l am Tag liegen. Die Rezepte enthalten reichlich Ballaststoffe und Lebensmittel, die gut satt machen. Unter den Ölen sättigt am besten das Olivenöl. In Studien von Professor Peter Schieberle an der TU München und von Professor Veronika Somoza an der Universität Wien wurden verschiedene Speisefette untersucht. Sie halten den Anteil an Aromastoffen im Olivenöl für die Ursache des erhöhten Sättigungsgefühls von Olivenöl. Diese Inhaltsstoffe verringern die Aufnahme von Glukose aus dem Blut in die Leberzellen und sorgen für einen gleichmäßigen Blutzuckerverlauf und verhindern damit den Heißhunger. Die Kombination der Schüßler-Salze der Abnehm-Kur unterstützt den Stoffwechsel und führt zusammen mit dem Ernährungsprogramm zu einem sicheren und gesunden Gewichtsverlust.

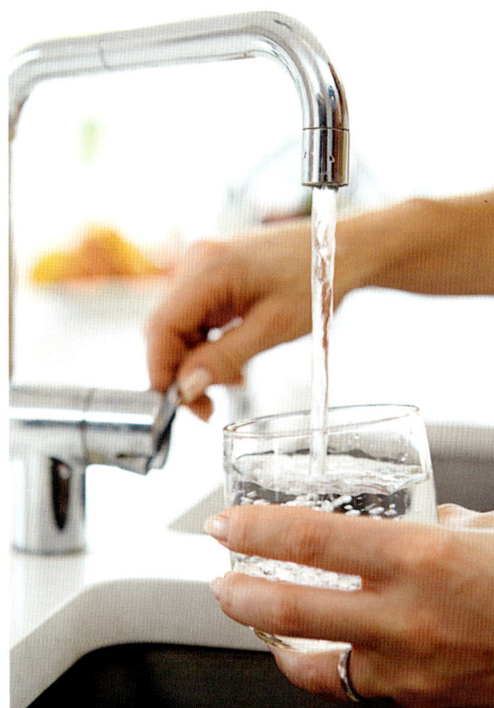

Null Kalorien, null Zucker, aber wertvolle Spurenelemente und Mineralstoffe

Die 4-Wochen-Übersicht

1
Chiasamen-Müsli
Pasta mit Pilzen
Kresse-Quark-Brot

2
Sättigendes Hirsefrühstück
Karottencremesuppe
Rothkohl-Orangen-Rohkost

3
Fruchtpüree mit Mango
Nudelsalat
Lachssandwich

4
Bananenmüsli
Minestrone
Thunfischschiffchen

5
Power-Drink
Buchweizen-Spinat-Pfannkuchen
Kohlrabirohkost

6
Nussjoghurt
Gefüllte Paprika
Spinatsalat

7
Amaranth-Orangen-Müsli
Wirsing-Kartoffel-Eintopf
Sellerie-Rote-Bete-Salat

8
Vollkornbrot mit Käse
Kabeljau mediterran
Fenchelcarpaccio

9
Brot mit Käseaufstrich
Ratatouille
Bunter Kartoffelsalat

10
Frühstücksbrei
Mangoldomelett
Italienischer Salat

11
Rucolaeier
Spinat-Kräuter-Suppe
Avocadobrot

12
Orangentraum mit Kokos & Nüssen
Hähnchenbrust mit Mais
Chicorée-Apfel-Salat

13
Cornflakes-Aprikosen-Müsli
Kartoffel-Austernpilz-Pfanne
Sauerkrautsalat mit Granatapfel

14
Mangodrink
Spargelrisotto
Lachssandwich

15

Dinkelmüsli

Blumenkohl überbacken

Tomaten-Kräuter-Salat

16

Pizzabrötchen

Kartoffeln mit Quark und Leinöl

Artischockensalat

17

Warmer Buchweizenbrei

Basische Suppe

Rucola-Spargel-Salat

18

Honigmelone mit Hüttenkäse

Schollenfilet mit Gurke

Salat mit gebratenen Champignons

19

Salatdrink

Tomaten-Reis-Suppe

Frittata mit Algen

20

Gurkenbrot

Lachsfilet mit Mango

Kichererbsensalat

21

Sojafrühstück

Brokkoli mit Mandeln

Ziegenfrischkäse mit Birne

22

Warmer Lupinenbrei mit Obst

Linsensuppe

Rührei mit Makrele

23

Grünteedrink

Bärlauchreis

Brot mit Putenbrust

24

Avocadokräutercreme auf Brot

Currygericht mit gebratenem Tofu

Salat mit Ziegenkäse

25

Sauerklee-Joghurtdrink

Rindersteak mit Tomaten

Sellerie-Apfel-Salat

26

Knuspermüsli

Räuchertofu mit Erbsen

Forellenfilet mit Tomaten

27

Bunter Teller mit Sesamknäckebrot

Grünkohl mit Huhn

Karotten-Orangen-Salat

28

Kräuter-Ei-Brot

Spargelteller

Champignonsalat mit Kürbiskernen

Tag 1: Frühstück

Chiasamen-Müsli

Für 1 Portion

1 großer säuerlicher Apfel (z. B. Berlepsch, Cox Orange)
4 Datteln, entsteint
2 EL frische Heidelbeeren (alternativ 1 EL getrocknete Beeren)
4 TL Chiasamen (aus dem Bioladen oder Reformhaus)
4 EL Apfelsaft

Zubereitungszeit 20 min

1 Den gewaschenen Apfel zerteilen, das Kerngehäuse entfernen, mit der Schale grob raspeln.

2 Die Datteln in schmale Streifen schneiden, alles mit den Heidelbeeren, den Chiasamen und dem Apfelsaft vermischen, mindestens 10 Minuten quellen lassen.

Tipp *Chiasamen sind die Samen eines Salbeigewächses aus Südamerika. Sie enthalten doppelt so viel Eiweiß wie andere Samen oder Getreidearten. Der Anteil an Kalzium übertrifft den von Milch um das Dreifache, auch Eisen und Schutzstoffe für die Zellen sind reichlich enthalten. Die Samen quellen um das Zehnfache auf und führen so zu einem lange anhaltenden Sättigungsgefühl.*

Ernährungs *Äpfel sind wahre Gesundheitswunder: Eine niederländische Studie zeigt beispielsweise, dass täglicher Apfelgenuss das Risiko von Schlaganfällen um 9 % senkt.*

Pasta mit Pilzen

Für 1 Portion

60 g kurze längliche Hartweizennudeln (z.B. Penne oder Makkaroni)
100 g braune Champignons, geputzt und in dünne Scheiben geschnitten
1 Schalotte, geschält und fein gewürfelt
1 Knoblauchzehe, in dünne Scheiben geschnitten
1 EL kalt gepresstes Olivenöl
100 g Radicchio, gewaschen und in ca. 0,5 cm dicke Streifen geschnitten
1 EL Aceto balsamico
20 g Gorgonzola, in kleine Stücke zerteilt
Meersalz
frisch gemahlener schwarzer Pfeffer

Zubereitungszeit 20 min

1 Die Nudeln nach Packungsanweisung in kochendem Salzwasser bissfest kochen.

2 Inzwischen die Champignons, die Schalottenwürfel und die Knoblauchzehe in 1 EL Olivenöl ca. 2 Minuten bei mittlerer Hitze anbraten, die Radicchiostreifen dazugeben, weitere 3 Minuten bei mittlerer Hitze braten, mit dem Essig ablöschen, 2 EL Nudelwasser dazugeben und kurz aufkochen.

3 Den Gorgonzola und die abgetropften Nudeln hinzufügen, alles gut vermischen, mit Salz und Pfeffer abschmecken.

Tipp *Der Radicchio verleiht mit seinen Bitterstoffen dem Gericht eine herbe Note und regt Stoffwechsel und Verdauung an.*

Abendessen

Kresse-Quark-Brot

Für 1 Portion

2 Scheiben Pumpernickel
4 gehäufte EL Quark (Magerstufe)
½ Schachtel frische Kresse
Meersalz
frisch gemahlener weißer Pfeffer

Zubereitungszeit 5 min

1 Die Brotscheiben mit dem Quark bestreichen. Die frische Kresse mit der Küchenschere abschneiden und auf den Quarkbroten verteilen, salzen und pfeffern.

2 Auf einem Teller anrichten.

Tipp *Die frische Kresse kann leicht aus Kressesamen selbst gezogen werden. Dazu eine rechteckige Schale aus Porzellan oder Plastik mit einer dicken Schicht Watte auslegen, die Kressesamen daraufstreuen und immer feucht halten. Sie keimen in wenigen Tagen.*

Tag 2: Frühstück

Sättigendes Hirsefrühstück

Für 1 Portion

50 g Hirse (Rohgewicht)
1 gehäufter EL Rosinen
1 Msp. Zimtpulver
1 mittelgroße reife Birne (ca. 150 g)
1 Msp. Ingwerpulver
1 TL Sonnenblumenkerne
2 EL Naturjoghurt (3,5 % Fettgehalt)

Zubereitungszeit 20 min

1 Eine Tasse Wasser zum Kochen bringen, die Hirse mit den Rosinen und dem Zimt dazugeben. Kurz umrühren, den Topf vom Herd nehmen und die Hirse 15 Minuten ausquellen lassen.

2 Während der Zeit, in der die Hirse quillt, die Birnen halbieren, das Kerngehäuse ausschneiden und das Fruchtfleisch in kleine Würfel schneiden. Die Birnenwürfel mit dem Ingwerpulver und den Sonnenblumenkernen vermischen. Den Hirsebrei in einer kleinen Schüssel anrichten, das Obstgemisch und den Joghurt darübergeben.

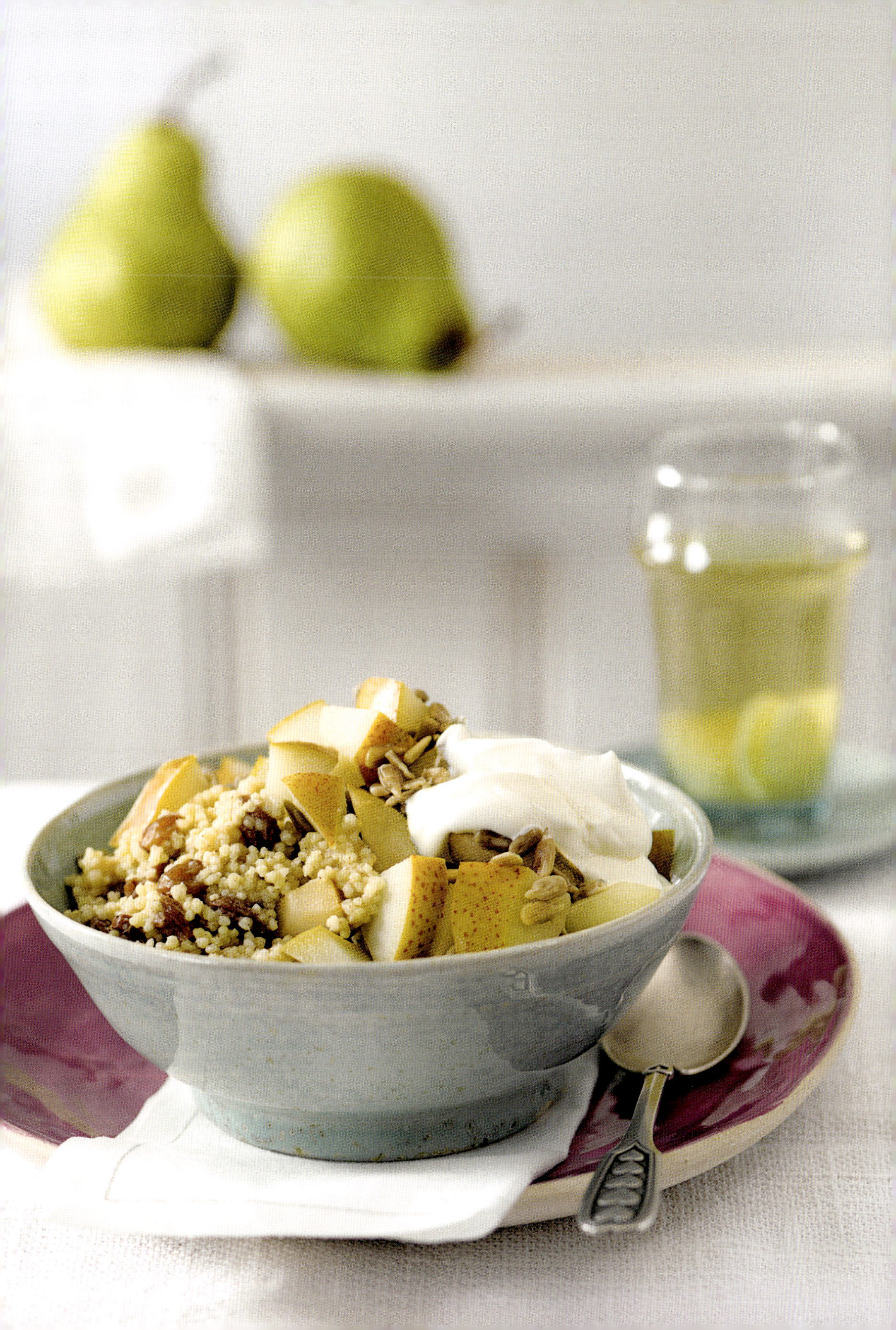

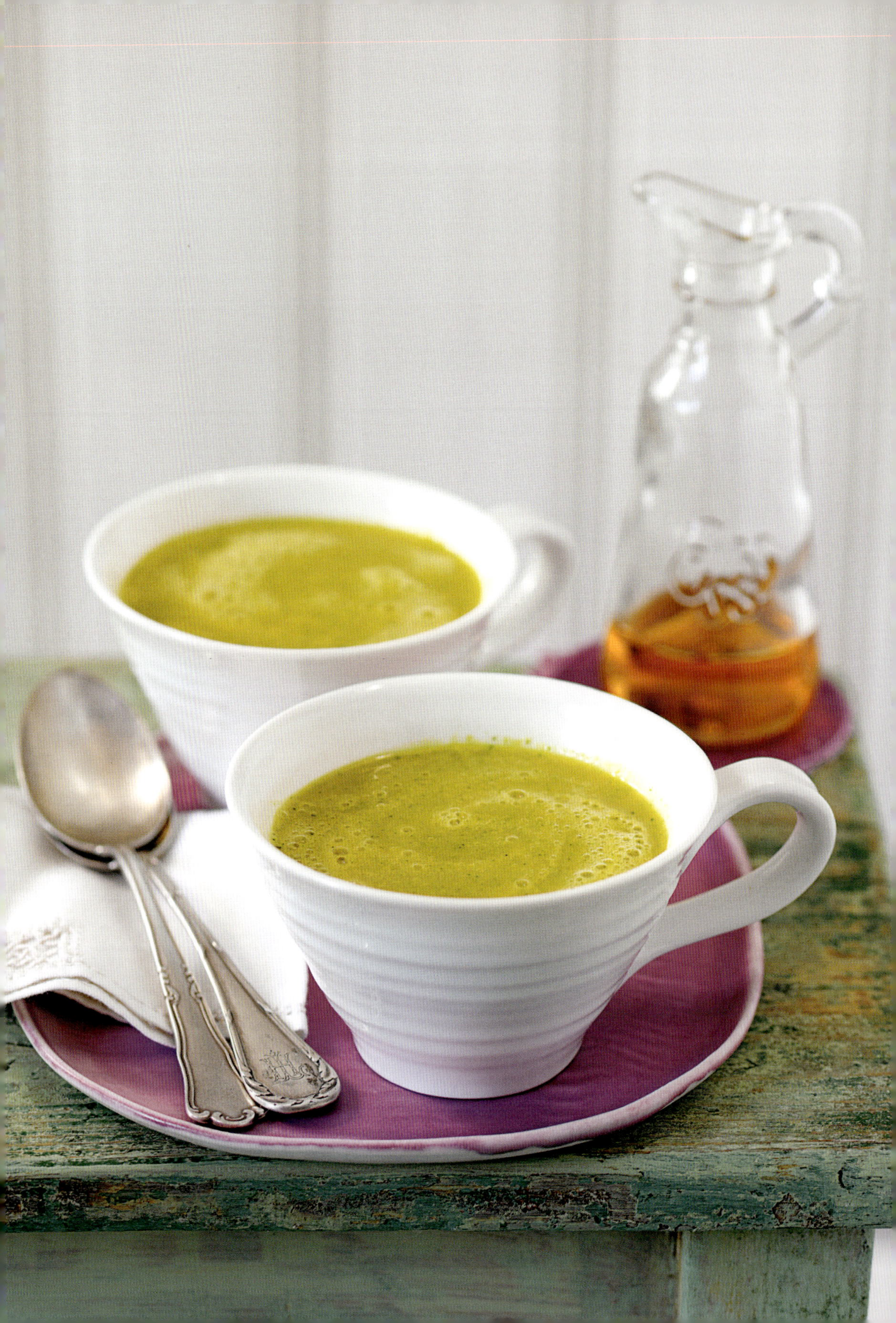

Mittagessen

Karottencremesuppe

Für 1 Portion

250 ml Wasser
2 TL gekörnte Gemüsebrühe (ohne Hefe und Glutamat)
½ mittelgroße weiße Zwiebel, geschält und fein gewürfelt
200 g geschälte Karotten, in Scheiben
Meersalz
frisch gemahlener weißer Pfeffer
100 ml Sojasahne
1 TL kalt gepresstes Kürbiskernöl

Zubereitungszeit 25–30 min

1 Das Wasser mit der Fertigbrühe, den Zwiebeln und den Karottenscheiben aufkochen und ca. 15 Minuten köcheln lassen, bis die Karotten weich sind.

2 Mit dem Stabmixer pürieren, mit Meersalz und Pfeffer abschmecken. Die Sojasahne dazugeben und kurz erhitzen. In einen Teller geben und mit dem Öl beträufeln.

Abendessen

Rotkohl-Orangen-Rohkost

Für 1 Portion

½ mittelgroße Orange, geschält
200 g Rotkohl, gewaschen und in feine Streifen geschnitten
1 EL gehackter frischer Ingwer
2 EL kalt gepresstes Olivenöl
Saft einer ½ frisch gepressten Zitrone
1 Msp. Kräutersalz
frisch gemahlener schwarzer Pfeffer
4 halbierte Walnusskerne
1 Scheibe Dinkelvollkornbrot (ca. 50 g)

Zubereitungszeit 25–30 min

1 Die Orange in Spalten zerteilen und mit einem scharfen Messer in ca. 0,5 cm große Stücke schneiden. Mit den Rotkohlstreifen und dem Ingwer vermischen.

2 Aus dem Olivenöl, dem Zitronensaft, dem Kräutersalz und dem Pfeffer eine Marinade rühren.

3 Den Rotkohl, die Orangenstücke und die Walnusskerne in eine Schüssel geben, die Marinade unterheben und 10 Minuten ziehen lassen. Dazu das Dinkelvollkornbrot servieren.

Tipp *Es muss nicht Orange sein. Der Salat schmeckt auch mit ½ Apfel, der mit Schale zerteilt und in dünne Scheiben geschnitten wurde. Bevorzugen Sie alte Obstsorten (Cox Orange, Weißer Klarapfel, Rote Renette, Goldparmäne).*

Tag 3: Frühstück

Fruchtpüree mit Mango

Für 1 Portion

150 g Quark (Magerstufe)
50 g Naturjoghurt (3,5 % Fettgehalt)
100 g reife Mango
1 EL Kokosflocken

Zubereitungszeit 10 min

1 Den Quark mit dem Joghurt verrühren.

2 Die Mango zerteilen und pürieren, leicht mit der Quark-Joghurt-Masse vermischen, mit den Kokosflocken bestreuen.

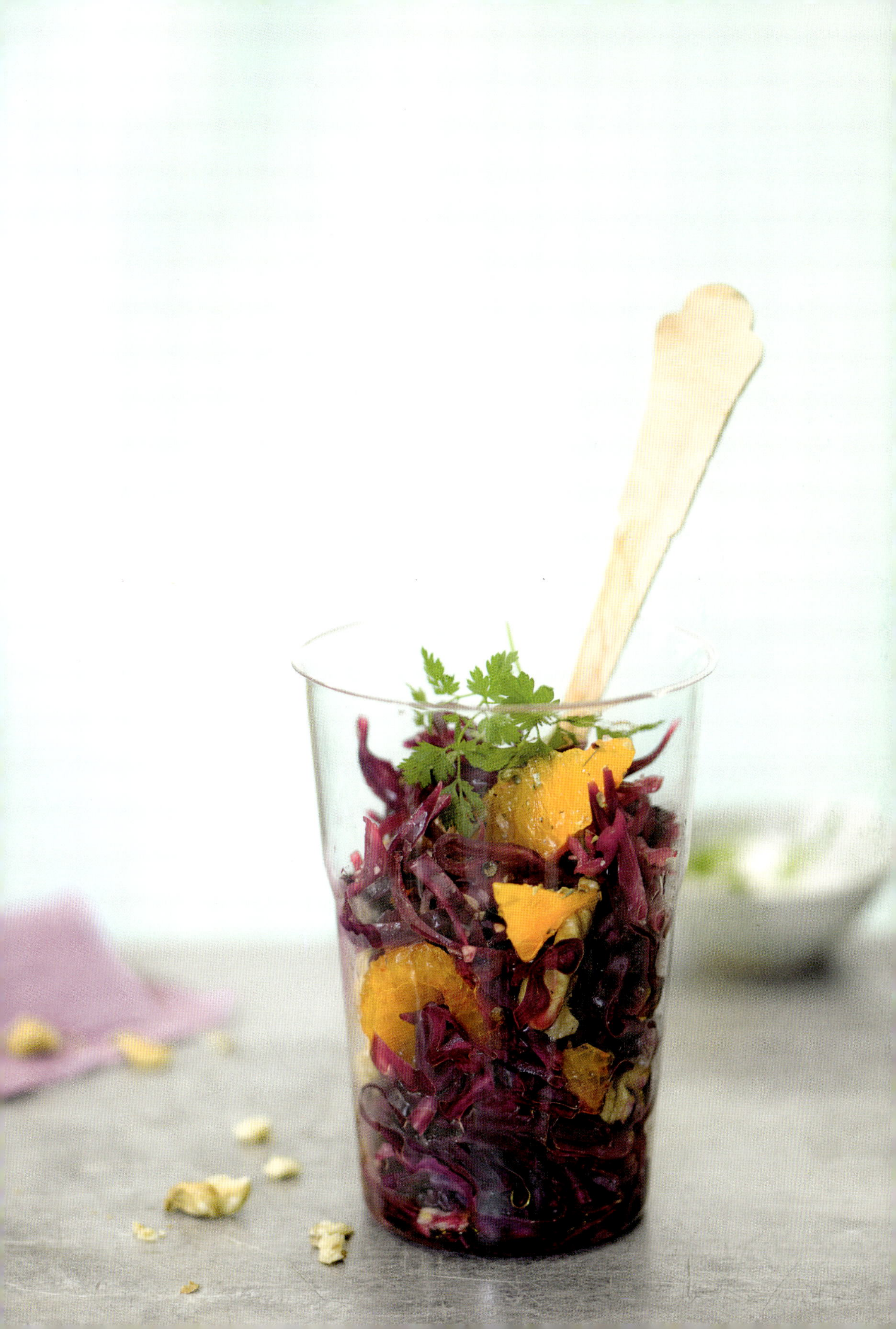

Mittagessen

Nudelsalat

Für 1 Portion

60 g Dinkelnudeln (z.B. Hörnchen, Penne, kurze Makkaroni)
1 Fleischtomate (ca. 200 g)
2 EL gehackte glatte Petersilie
1 EL gehackte Basilikum-Blättchen
1 TL frisch gepresster Zitronensaft
1 EL Walnussöl
Meersalz
frisch gemahlener schwarzer Pfeffer

Zum Dessert
200 g frische rote Beeren (z.B. Erdbeeren, Johannisbeeren, Himbeeren)

Zubereitungszeit 15 min

1 Die Nudeln nach Packungsanweisung bissfest kochen, abgießen.

2 Die Tomate waschen, den Strunk entfernen, in ca. 2 cm große Stücke schneiden und mit den noch warmen Nudeln vermischen. Die Kräuter, den Zitronensaft und das Öl untermischen. Mit Salz und Pfeffer abschmecken.

Abendessen

Lachssandwich

Für 1 Portion

2 Scheiben Vollkornbrot mit Samen und Nüssen (100 g)
1 TL mittelscharfer Senf
100 g geräucherter Lachs
1 EL gehackte frische Dillspitzen

Zubereitungszeit 5 min

Die Brotscheiben mit je ½ TL Senf bestreichen, den Lachs darauf verteilen, mit dem Dill bestreuen.

Info *Der Lachs und das Vollkornbrot mit den Samen und Nüssen enthalten eine höhere Menge der Omega-3-Fettsäuren, die vorbeugend gegen hohen Blutdruck wirken und die Herzkranzgefäße schützen. Im Vollkorngetreide sind viele B-Vitamine, pflanzliches Eisen und Selen vorhanden.*

Tag 4: Frühstück

Bananenmüsli

Für 1 Portion

1 Banane, geschält und in Scheiben geschnitten
1 EL Sonnenblumenkerne
2 EL Vollkornhaferflocken, Großblatt
125 ml Vollmilch (alternativ Getreide-Drink aus Reis, Hafer oder Dinkel)

Zubereitungszeit 5 min

Die Bananenscheiben mit den Sonnenblumenkernen und den Haferflocken vermischen. Die Milch darübergießen.

Tipp *Verwenden Sie Milch mit einem Fettgehalt von 3,5 %. Im Milchfett sind die fettlöslichen Vitamine A, D, E, K. Der Vitamingehalt ist in fettarmer Milch durch den Entzug des Milchfettes niedriger. Veganer können das Müsli mit Getreidedrink oder Mandeldrink genießen.*

Ernährungs *Sonnenblumenkerne sind reich an Folsäure und B-Vitaminen, auch der Anteil an Magnesium, Phosphor ist reichlich. Enthalten sind auch viel Eiweiß und viele ungesättigte Fettsäuren. Daher sind die Kerne besonders wichtig für die Ernährung von Schwangeren, Vegetariern und Veganern.*

Minestrone

Für 1 Portion

250 ml Wasser
1 gehäufter TL gekörnte Gemüsebrühe (ohne Hefe und Glutamat)
1 mittelgroße festkochende Kartoffel (ca. 100 g), geschält und in Würfel mit etwa 5 mm Kantenlänge geschnitten
1 Karotte (ca. 100 g), geschält und in dünne Scheiben geschnitten
100 g frische grüne Bohnen
100 g Lauchstange, geputzt und in fingerdicke Ringe geschnitten
50 g Paprikaschote, gewaschen und klein gewürfelt
2 braune Champignons, gesäubert und in dünne Scheiben zerteilt
30 g Vollkornspiralnudeln
frisch gemahlener schwarzer Pfeffer
1 TL geriebener Parmesankäse
1 EL gehackte glatte Petersilie

Zubereitungszeit 25 min

1 Das Wasser mit der Gemüsebrühe aufkochen, das Gemüse und die Nudeln darin ca. 10 Minuten köcheln lassen.

2 Zum Servieren mit Pfeffer abschmecken und mit dem Käse und der Petersilie bestreuen.

Tipp *Diese Gemüsesuppe ist basisch ausgerichtet und wirkt einer Übersäuerung des Stoffwechsels entgegen. Veganer können einfach auf den Käse verzichten.*

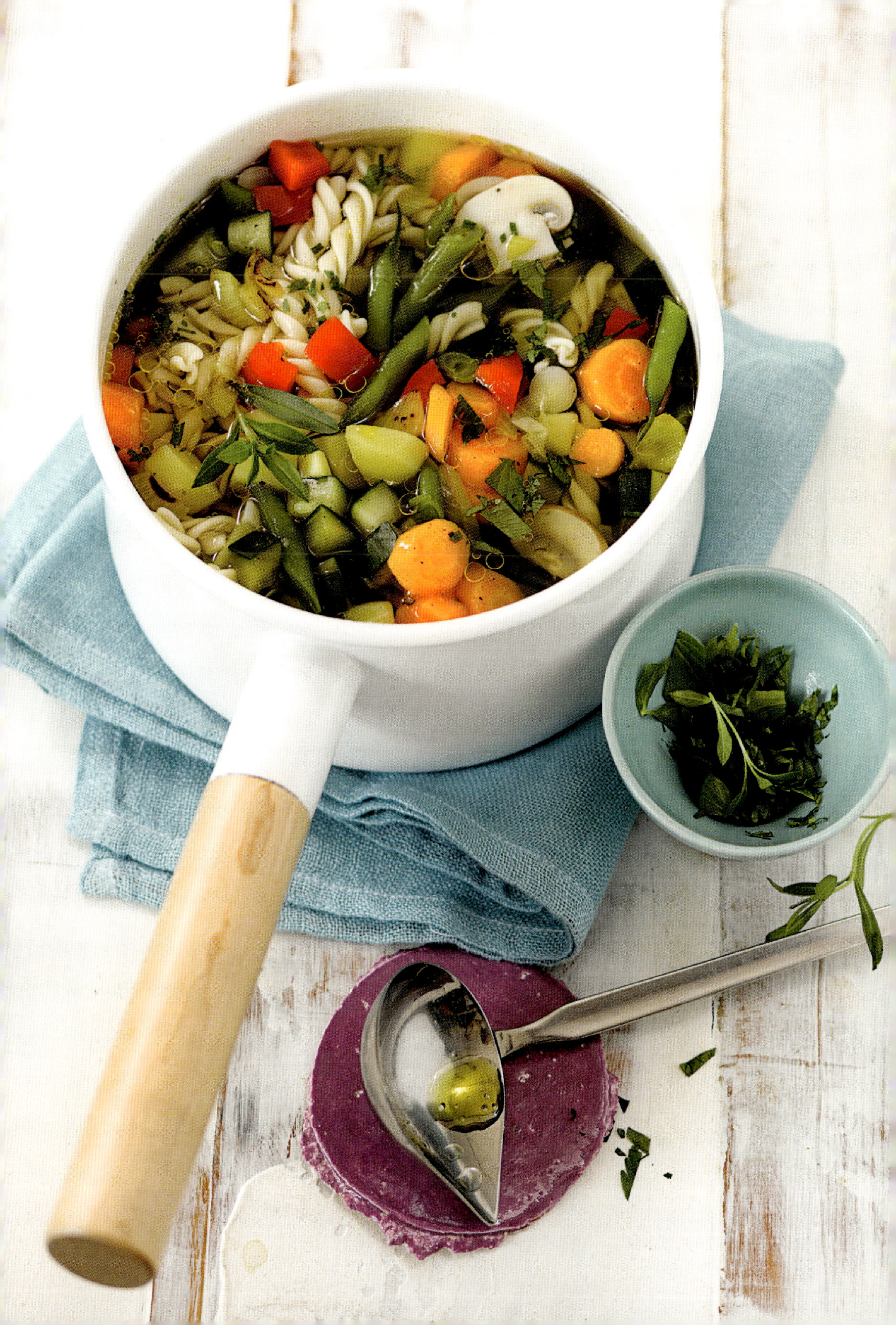

Abendessen

Thunfischschiffchen

Für 1 Portion

½ mittelgroße Salatgurke, gewaschen und längs halbiert
1 Dose Thunfisch in Wasser (80 g)
100 g Quark (Magerstufe)
1 TL Zitronensaft
Kräutersalz
1 EL Kapern
frisch gemahlener weißer Pfeffer
10 Blättchen frisches Basilikum
1 Scheibe Pumpernickel (ca. 30 g)

Zubereitungszeit 10 min

1 Die Kerne der halbierten Gurke mit einem Teelöffel herauskratzen.

2 Den Thunfisch abtropfen lassen und etwas zerpflücken.

3 Den Magerquark mit dem Thunfisch, dem Zitronensaft und etwas Kräutersalz zu einer cremigen Masse verrühren. Die Kapern unterheben. Die Masse in die Gurkenhälften füllen und mit den Basilikumblättchen garnieren. Dazu das Brot servieren.

Tipp *Der Thunfisch kann auch durch 100 g geräuchertes Forellenfilet ersetzt werden.*

Ernährungs *Omega-3 Fettsäuren finden sich vor allem in Fisch (Thunfisch und Lachs). Personen, die ausreichend gesunde hochwertige Fette zu sich nehmen, sind weniger anfällig für Depressionen, das zeigen einige Studien.*

Tag 5 : Frühstück

Power-Drink

Für 1 Portion

1 reife Banane
1 reife Avocado
3 getrocknete Datteln, entkernen, würfeln und am Vorabend in 150 ml kaltes Wasser einlegen
250 ml Reisdrink

Zubereitungszeit 10 min

1 Die Banane schälen, in Stücke zerteilen und zusammen mit dem Fruchtfleisch der Avocado in ein hohes Mixgefäß geben. Die Datteln mit dem Einweichwasser und den Reisdrink hinzufügen.

2 Alle Zutaten auf niedrigster Stufe kurz vermixen, ist die Masse zu fest, noch mehr Reisdrink hinzufügen. Anschließend auf höchster Stufe schaumig rühren.

Tipp *Das Mixgetränk ist schnell zubereitet, hebt durch den hohen Fruchtzuckergehalt das Leistungsvermögen, fördert das Denkvermögen und macht fit für den Tag.*

Info *Reismilch ist eine umgangssprachliche Bezeichnung, die zur Vermarktung nicht genehmigt ist. Offiziell heißt sie deshalb Reisdrink. Darin steckt zweifelsfrei auch eine nachvollziehbare Logik, das aus Reis gewonnene Produkt ist nun mal keine Milch. Eine europäische Verordnung aus dem Jahr 1987 formuliert das so: »Die Bezeichnung Milch ist ausschließlich dem durch ein- oder mehrmaliges Melken gewonnenen Erzeugnis der normalen Eutersekretion, ohne jeglichen Zusatz oder Entzug, vorbehalten.«*

Mittagessen

Buchweizen-Spinat-Pfannkuchen

Für 1 Portion

120 g fein gemahlenes Buchweizenmehl
1 Ei
125 ml Buttermilch
1 Prise Meersalz
etwas frisch geriebene Muskatnuss
150 g Blattspinat, geputzt und grob gehackt
1 TL Sonnenblumenöl zum Ausbacken

Zum Dessert
3 getrocknete Aprikosen

Zubereitungszeit 20–25 min

1 Das Buchweizenmehl, das Ei und die Buttermilch in eine große Schüssel geben, mit Salz und Muskat gut verrühren. 10 Minuten quellen lassen. Den Spinat unterheben.

2 Das Öl in einer beschichteten Pfanne erhitzen, den gesamten Teig hineingeben, bei mittlerer Hitze stocken lassen, bis die Oberfläche nicht mehr flüssig ist, wenden und kurz weitergaren.

Ernährungs

Buchweizen ist kein Getreide, sondern gehört wie der Sauerampfer zu den Knöterichgewächsen. Er ist daher frei von Gluten und Weizenproteinen (Lektine). Alle acht essentiellen Aminosäuren sind darin enthalten, Buchweizen dient somit einer hochwertigen Eiweißversorgung. Rutin stärkt die Gefäßwände von Venen und Arterien und ist vorbeugend gegen Krampfadern und Bluthochdruck. Ein darin enthaltener Stoff, das Inositol, kann den Blutzuckerspiegel regulieren.

Abendessen

Kohlrabirohkost

Für 1 Portion

200 g Kohlrabi, geschält und in dünne Scheiben geschnitten
1 TL Apfelessig
1 EL natives Olivenöl extra
Meersalz
frisch gemahlener weißer Pfeffer
1 TL Pinienkerne, in der Pfanne ohne Fett geröstet
1 Scheibe Roggenbrot (40 g)

Zubereitungszeit 10 min

1 Die Kohlrabischeiben auf einem Teller fächerförmig anordnen, mit dem Dressing aus Essig, Öl, Salz und Pfeffer beträufeln, die Pinienkerne darübergeben.

2 Dazu das Brot servieren.

Info *Durch den hohen Wassergehalt von Kohlrabi ist die Menge auf dem Teller groß, ein Sättigungsgefühl stellt sich rasch ein.*

Tag 6: Frühstück

Nussjoghurt

Für 1 Portion

150 g Sojajoghurt
120 g Erdbeeren, gewaschen und klein geschnitten
2 EL Haselnüsse, grob gehackt

Zubereitungszeit 10 min

Den Joghurt mit den Erdbeerstückchen verrühren, in eine kleine Schale geben, mit den Nüssen bestreuen.

Tipp *Es können statt Haselnüssen andere Nusssorten verwendet werden – etwa Walnüsse oder die oft auch als Nüsse bezeichneten Cashewkerne. Nüsse enthalten trotz des hohen Fettanteils nur »gutes Fett«, das sind essentielle Fettsäuren, wichtig für die Haut und das Immunsystem. Sie bieten auch Schutz vor Schlaganfall und Herzinfarkt, senken das Risiko für Diabetes und können dem Darmkrebs vorbeugen.*

Mittagessen

Gefüllte Paprika

Für 1 Portion

1 mittelgroße rote Paprikaschote, halbiert, entkernt und gewaschen
1 TL Keimöl
2 gehäufte EL Semmelbrösel
1 gehäufter EL frisch geriebener Parmesankäse
1 ganzes Ei
Meersalz
1 EL Schnittlauchröllchen

Zum Dessert
1 Kiwi

Zubereitungszeit 20 min

1 Die Paprikahälften mit der Schnittfläche nach oben in eine mit Öl ausgestrichene, feuerfeste Form legen.

2 Die Semmelbrösel, den Käse und das Ei mit einer Gabel vermischen, sehr mäßig salzen. Die Masse in die Paprikahälften geben.

3 Im Backofen bei 200 °C (Heißluft 180 °C) etwa 15 Minuten braten bis eine leichte Bräunung eingetreten ist.

4 Vor dem Servieren mit den Schnittlauchröllchen bestreuen.

Info *Der Schnittlauch gibt eine leichte Schärfe, es ist kein Pfeffer oder Chilipulver nötig.*

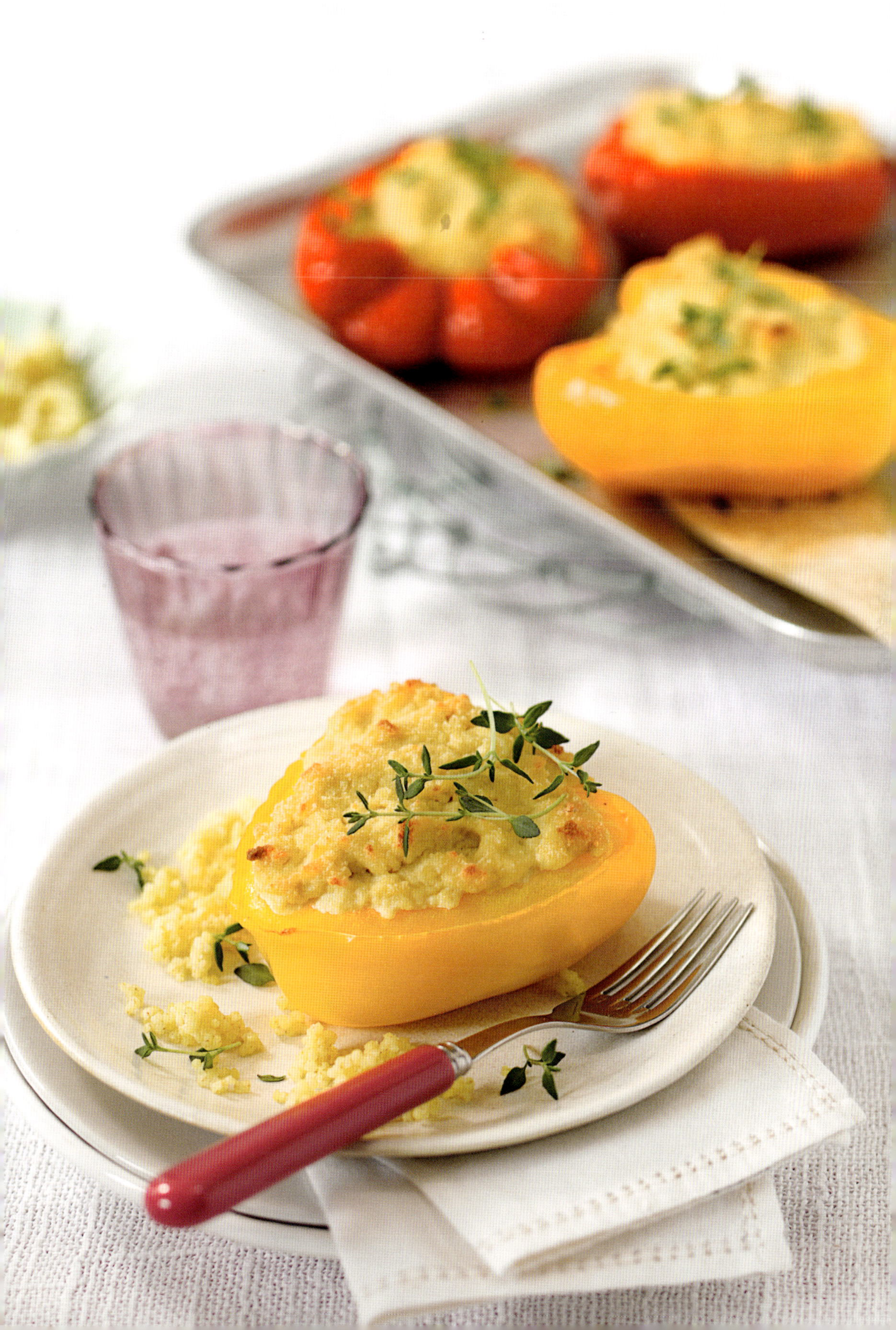

Abendessen

Spinatsalat

Für 1 Portion

300 g frische junge Spinatblätter, gewaschen und mit Küchenpapier trocken getupft
6 frische braune Champignons (alternativ Egerlinge), geputzt und in dünne Scheiben zerteilt
1 TL frisch gepresster Zitronensaft
2 EL kalt gepresstes Walnussöl
Meersalz-Kristalle, grobe Körner
1 Scheibe Dinkelbrot (40 g)

Zubereitungszeit 20 min

1 Die Spinatblätter auf einem Teller anrichten, mit den Champignonscheiben belegen. Den Zitronensaft und das Walnussöl darüberträufeln, mit Meersalz nach Geschmack bestreuen, ca. 10 Minuten ziehen lassen.

2 Mit dem Dinkelbrot servieren.

Tag 7: Frühstück

Amaranth-Orangen-Müsli

Für 1 Portion

1 mittelgroße Blutorange (z.B. die Sorte Tarocco), geschält und zerteilt
1 gehäufter EL Amaranth
2 gehäufte EL Haferflocken (Feinblatt)
125 ml Buttermilch

Zubereitungszeit 5 min

Die Orangen mit dem Amaranth, den Haferflocken und der Buttermilch verrühren.

Info *Das Spurenelement Eisen liegt in den Pflanzen in dreiwertiger chemischer Form vor und kann vom Körper etwas schlechter aufgenommen werden als das zweiwertige in Fleisch. Eisenreiche Lebensmittel werden mit Vitamin-C-haltigem Obst kombiniert. Die Eisenverfügbarkeit steigt in dieser Kombination um das Vierfache.*

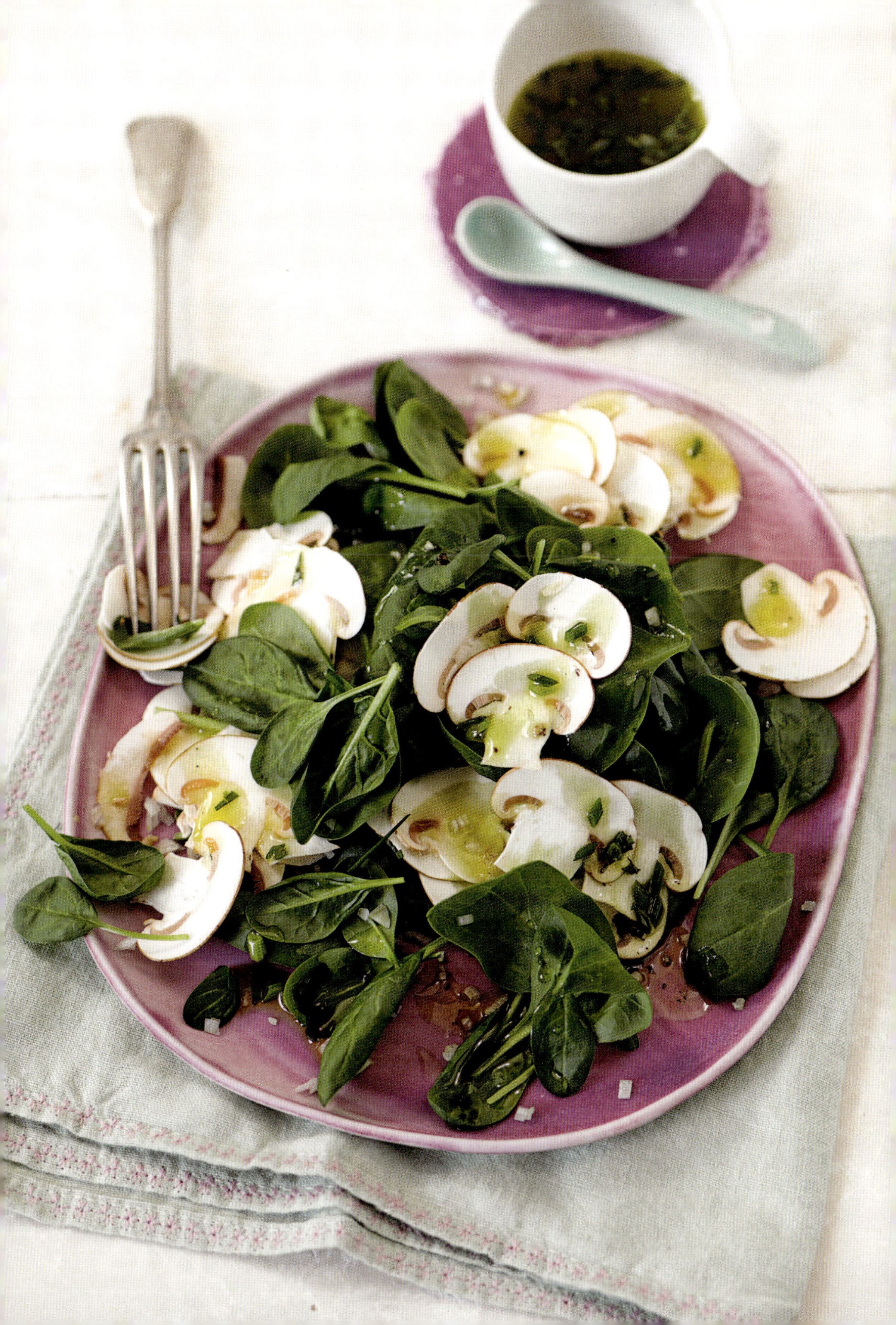

Mittagessen

Wirsing-Kartoffel-Eintopf

Für 1 Portion

250 g Wirsing, die inneren Blätter, gewaschen und in schmale Streifen geschnitten
200 g Kartoffeln, geschält, gewaschen und in Würfel mit etwa 1 cm Kantenlänge zerteilt
200 ml Wasser
½ TL Salz
1 EL gehackte glatte Petersilienblätter
1 TL Hefeflocken

Zum Dessert
1 mittelgroßer Apfel (z.B. Rote Renette, Boskop, Cox Orange)

Zubereitungszeit 30 min

1 Den Wirsing und die Kartoffeln in das Wasser geben, das Salz dazugeben und ca. 15 – 20 Minuten kochen.

2 Zum Servieren mit der Petersilie und den Hefeflocken bestreuen.

Tipp *Auch Grünkohl oder Mangold kann bei diesem Rezept verwendet werden, es sind wichtige Kalziumlieferanten für Zähne und Knochen. Der Bedarf liegt bei mindestens 800 mg am Tag.*

Abendessen

Sellerie-Rote-Bete-Salat

Für 1 Portion

100 g rohe Rote Bete, geschält und grob geraspelt
100 g Apfel (Boskop), mit Schale grob geraspelt
100 g Sellerieknolle, geschält und grob geraspelt
1 EL gehackte Cashewkerne
1 TL Apfelessig
1 EL kalt gepresstes Rapsöl
1 TL Agavendicksaft
Meersalz
2 Scheiben Roggenknäckebrot

Zubereitungszeit 25 min

1 Alle Zutaten gründlich miteinander vermischen, 15 Minuten durchziehen lassen.

2 Mit dem Roggenknäckebrot servieren.

Tipp *Agavendicksaft ist etwas süßer als Honig und schmeckt ziemlich neutral. Auch Ahornsirup und Dicksäfte aus Birnen, Äpfeln oder aus Zuckerrüben sind ein guter Zuckerersatz.*

Tag 8: Frühstück

Vollkornbrot mit Käse

Für 1 Portion

1 Scheibe Vollkornbrot (40 g)
½ TL mittelscharfer Senf
80 g milder Käse (45 % Fettgehalt) z. B. junger Gouda, Edamer
1 mittelgroße Birne, halbiert

Zubereitungszeit 5 min

1 Das Brot mit dem Senf bestreichen und mit dem Käse belegen.

2 Die Birnenhälften weiter in Schnitze schneiden und ebenfalls auf das Brot legen.

Tipp *Vollkornbrot kann grob oder fein vermahlen sein, auch ein Körnerbrot mit verschiedenen Samen (Kürbis, Sonnenblumen) ist zu empfehlen. Es liefert viele B-Vitamine als Nervennahrung und zur Sättigung viele Ballaststoffe.*

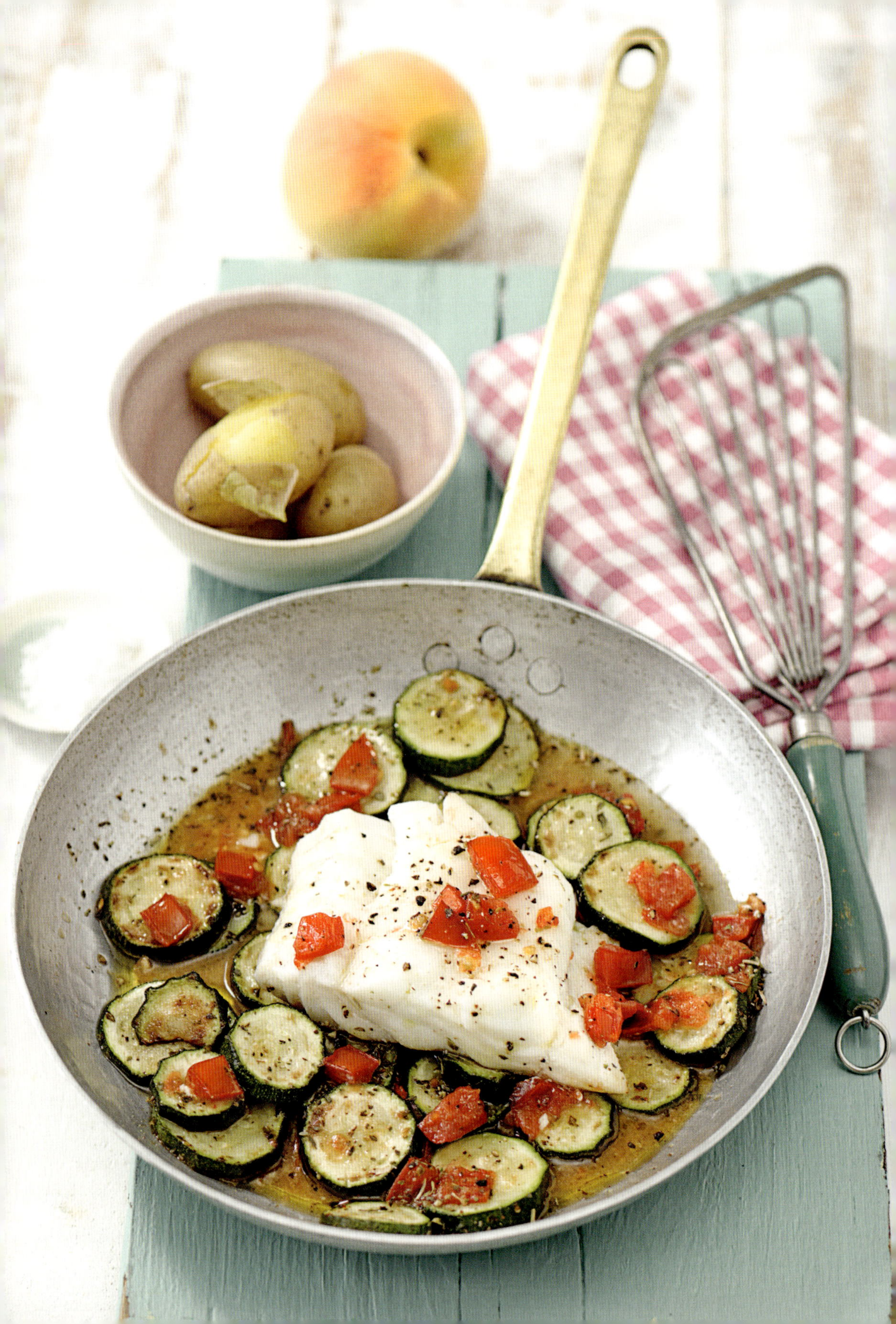

Mittagessen

Kabeljau mediterran

Für 1 Portion

150 g Kabeljaufilet
1 TL Zitronensaft
Salz
150 g Zucchini, mit Schale, in dünne Scheiben geschnitten
½ TL getrockneter Rosmarin
½ TL getrockneter Thymian
1 TL Olivenöl zum Braten
1 Tomate, gewaschen, Strunk entfernt und in 1 cm große Würfel geschnitten
frisch gemahlener schwarzer Pfeffer
2 Kartoffeln, gut waschen und abbürsten (ca. 150 g)
Zum Dessert:
1 mittelgroßer Pfirsich oder 1 Kiwi

Zubereitungszeit 30 min

1 Das Fischfilet mit dem Zitronensaft beträufeln, salzen.

2 Die Zucchinischeiben mit dem Rosmarin und dem Thymian in Öl ca. 5 Minuten bei mittlerer Hitze anbraten, an den Rand der Pfanne schieben, den Fisch in die Mitte geben, 2 Minuten anbraten, die Tomatenwürfel auf den Fisch und das Gemüse geben, dann den Deckel auflegen und die Kochplatte abschalten, noch 5 Minuten ziehen lassen. Das Gemüse mit Pfeffer abschmecken.

3 Die Kartoffeln währenddessen in der Schale in Salzwasser etwa 20 Minuten kochen. Nach Belieben mit Schale oder als Pellkartoffeln zu Fisch und Gemüse servieren.

Ernährungs

Seefisch enthält Omega-3-Fettsäuren und Jod. Jodmangel beeinträchtigt die Schilddrüsenfunktion und die Entwicklung von Hirnzellen, besonders empfindlich reagiert das ungeborene Kind auf einen Jodmangel der Mutter.

Abendessen

Fenchelcarpaccio

Für 1 Portion

150 g Fenchelknolle, geputzt und in ca. 0,5 cm dicke Scheiben zerteilt (das Fenchelkraut wird noch benötigt!)
4 Paranusskerne in dünne Scheiben schneiden
Meersalz-Kristalle
1 EL natives Olivenöl extra
1 TL vom grünen Fenchelkraut, gehackt
1 Scheibe Roggenknäckebrot

Zubereitungszeit 10–15 min

1 Die Fenchelscheiben fächerförmig auf einem Teller anrichten, die Paranüsse darübergeben.

2 Mit dem Meersalz nach Geschmack würzen, das Öl darüberträufeln, mit dem gehackten Fenchelkraut garnieren. Dazu das Knäckebrot servieren.

Tipp *Je dünner die Fenchelscheiben sind, desto mehr kann das Gemüse durchziehen.*

Info *Die Paranuss ist botanisch gesehen keine Nuss, es ist ein Samen, bei dem die Samenschale stark verholzt ist. Der Name täuscht also.*

Tag 9: Frühstück

Brot mit Käseaufstrich

Für 1 Portion

4 Radieschen, geputzt, gewaschen und fein gehackt
1 Prise Salz
1 EL glatte Petersilie, gehackt
50 g Feta aus Schafsmilch, zerbröselt
1 TL natives Olivenöl extra
frisch gemahlener schwarzer Pfeffer
1 Scheibe Vollkornbrot (40 g), nach Wahl
Dazu: 3 getrocknete Feigen

Zubereitungszeit 15 min

1 Die gehackten Radieschen mit Salz vermischen, 10 Minuten ziehen lassen.

2 Die Radieschen mit der Petersilie, dem Käse und dem Olivenöl vermischen, mit Pfeffer abschmecken. Die Mischung auf das Brot streichen.

3 Mit den Feigen servieren.

Tipp *Dieser Aufstrich kann auch auf Vorrat hergestellt werden. Im Kühlschrank hält er sich in einem gut verschlossenem Gefäß drei Tage.*

Mittagessen

Ratatouille

Für 1 Portion

1 kleine Aubergine (ca. 150 g), geputzt, gewaschen und in 1 cm große Würfel geschnitten
1 kleine Zucchini (ca. 150 g), geputzt, gewaschen und in Streifen geschnitten
1 EL fein gehackte weiße Zwiebel
1 Tomate, geputzt, gewaschen und in Achtel zerteilt
1 EL Olivenöl zum Braten
100 ml Wasser
1 TL gekörnte Gemüsebrühe (ohne Hefe und Glutamat)
1 TL Tomatenmark
½ TL getrockneter Thymian
½ TL getrockneter Rosmarin
Meersalz
frisch gemahlener schwarzer Pfeffer
Zum Dessert:
200 g Wassermelone

Zubereitungszeit 25 min

1 Das Gemüse zusammen in dem Olivenöl bei mittlerer Hitze ca. 10 Minuten anbraten.

2 Das Wasser, die Gemüsebrühe, das Tomatenmark, den Thymian und den Rosmarin dazugeben, noch 5 Minuten schmoren. Mit Salz und Pfeffer abschmecken.

Ernährungs

Dieser Eintopf ist reich an gesunden basischen Lebensmitteln. Diese verfügen über einen hohen Gehalt an Mineralien und Spurenelementen (Kalium, Kalzium, Magnesium, Eisen), sind arm an säurebildenden Aminosäuren (Cystein und Methionin) und hinterlassen im Stoffwechsel keine sauren zu Schlacken führenden Rückstände. Sie sind entzündungshemmend, gut bei Rheuma und Arthrose und sorgen für eine gesunde Darmflora.

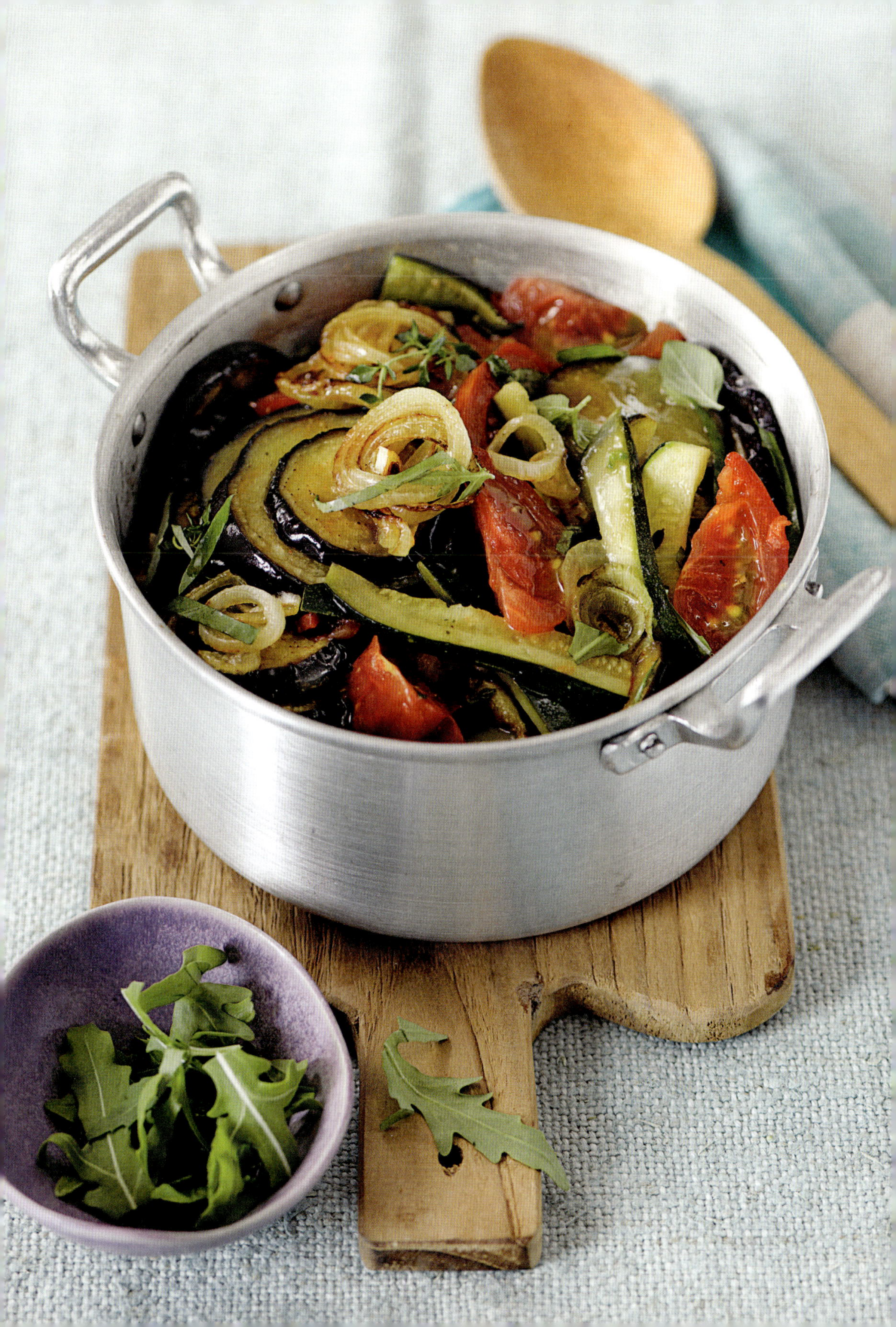

Abendessen

Bunter Kartoffelsalat

Für 1 Portion

2 mittelgroße festkochende Kartoffeln (ca. 150 g)
50 g frische rote Paprika, geputzt, gewaschen und in kleine Würfel zerteilt
50 g Salatgurke, gewaschen und mit Schale in kleine Würfel geschnitten
3 grüne Oliven, in Scheiben geschnitten (ggf. vorher entsteinen)
1 TL mittelscharfer Senf
1 TL Apfelessig
1 EL Sonnenblumenöl
Meersalz
frisch gemahlener weißer Pfeffer

Zubereitungszeit 30 min

1 Die Kartoffeln mit Schale kochen. Wenn sie ausreichend weich sind, das Wasser abgießen, die Kartoffeln sehr kurz mit kaltem Wasser übergießen und schälen sowie klein schneiden.

2 Die noch lauwarmen Kartoffeln mit dem Gemüse vermengen, die Oliven, den Senf, den Essig und das Öl unterheben. Salzen und pfeffern. 10 Minuten durchziehen lassen. Anschließend nochmals abschmecken.

Ernährungs

Dieser Kartoffelsalat ist eine mineralstoffreiche Mahlzeit mit viel Kalium und einem hohen Anteil an Vitamin C durch die Kartoffeln und den Paprika.

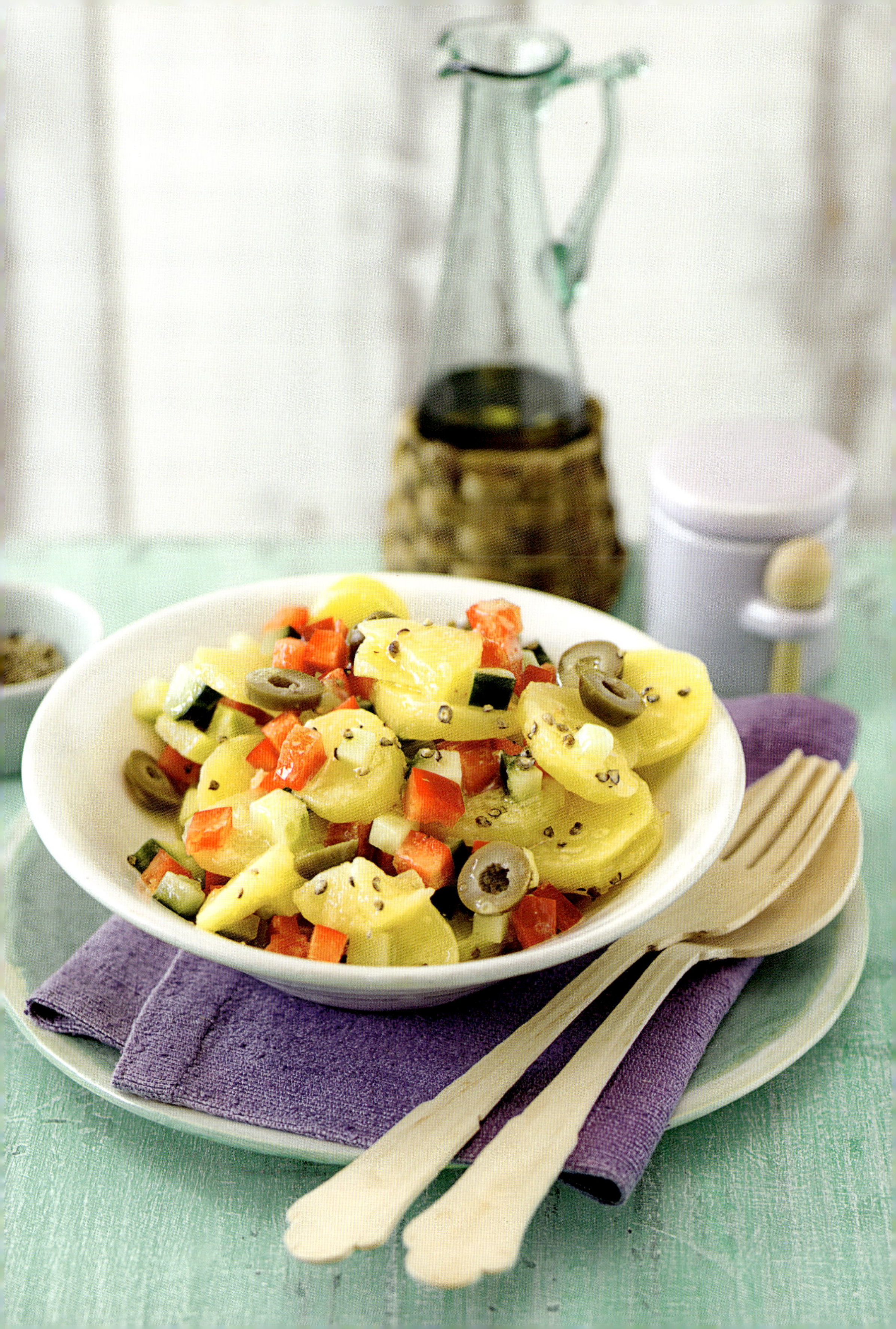

Tag 10: Frühstück

Frühstücksbrei

Für 1 Portion

50 g Quinoa
200 ml Vollmilch (alternativ Sojagetränk)
1 Prise Vanillemark
50 g Himbeeren
1 TL frisch gepresster Zitronensaft
1 TL Agavendicksaft
1 EL Mandelblättchen, ohne Fett geröstet

Zubereitungszeit 30 min

1 Die Quinoa mit der Milch und dem Vanillemark in einem kleinen Topf aufkochen, bei abgeschalteter Herdplatte danach 20 Minuten ziehen lassen.

2 Unter die etwas abgekühlte Masse die Himbeeren, den Zitronensaft und den Agavendicksaft heben. Mit den Mandelblättchen bestreut servieren.

Info *Quinoa (auch Inkareis oder Andenhirse genannt) ist wegen des hohen Eiweißgehalts und der einzigartigen Aminosäurestruktur (Eiweißbausteine) ein sehr wertvolles Nahrungsmittel. Auch der Anteil an Kalium, Phosphor und Magnesium, sowie Vitamin B1 und B6 ist hoch.*
Es handelt sich um die getreideähnlichen Samen einer südamerikanischen Pflanze gleichen Namens, von der auch die Blätter genießbar sind und als Gemüse oder Salat verzehrt werden.

Mittagessen

Mangoldomelett

Für 1 Portion

2 Eier
1 EL kaltes Wasser
1 Prise Salz
200 g Mangold, gewaschen und in 1 cm breite Streifen geschnitten
1 Prise frisch geriebene Muskatnuss
1 EL Sonnenblumenöl
80 g Feta aus Schafsmilch, in kleine Würfel geschnitten
frisch gemahlener schwarzer Pfeffer

Zum Dessert
3 getrocknete Aprikosen

Zubereitungszeit 15 min

1 Die Eier mit dem Wasser und dem Salz verrühren, den Mangold und die Muskatnuss unterheben.

2 In einer beschichteten Pfanne mit dem Sonnenblumenöl bei mittlerer Hitze auf beiden Seiten je etwa 3 Minuten garen. Zum Servieren mit dem Feta bestreuen und mit Pfeffer würzen.

Tipp *Jede grüne Gemüsesorte kann dafür verwendet werden, auch Kopfsalatstreifen schmecken gut. Alle grünen Gemüse enthalten viel Mineralstoffe, besonders Kalzium und Eisen.*

Abendessen

Italienischer Salat

Für 1 Portion

50 g Tofu natur, in 1 cm große Würfel geschnitten
1 TL frisch gepresster Zitronensaft
1 Prise Kräutersalz
150 g Kopfsalat, gewaschen, grob zerteilt
2 mittelgroße Tomaten, in Achtel geschnitten
50 g rote Paprikaschote, geputzt, gewaschen und in kleine Würfel geschnitten
1 TL weißer Aceto balsamico
1 EL natives Olivenöl extra
1 Prise Meersalz
6 Blättchen frisches Basilikum
1 Scheibe Dinkelweißbrot (30 g)

Zubereitungszeit 15–20 min

1 Die Tofuwürfel mit dem Zitronensaft und dem Kräutersalz marinieren. 5 Minuten ziehen lassen.

2 Den Kopfsalat in einer Schüssel anrichten, die Tomaten und den Paprika dazugeben. Aus dem Essig, dem Öl und dem Salz ein Dressing mischen, über den Salat geben und mit Basilikum garnieren.

3 Dazu das Dinkelweißbrot servieren.

Ernährungs *Tofu besteht aus dem Quark der Sojabohne, die Zubereitung ist ähnlich der Käseherstellung aus Milch. Gepresster Tofu enthält viel Eisen, die Zitronensaftmarinade verbessert die Eisenaufnahme im Darm.*

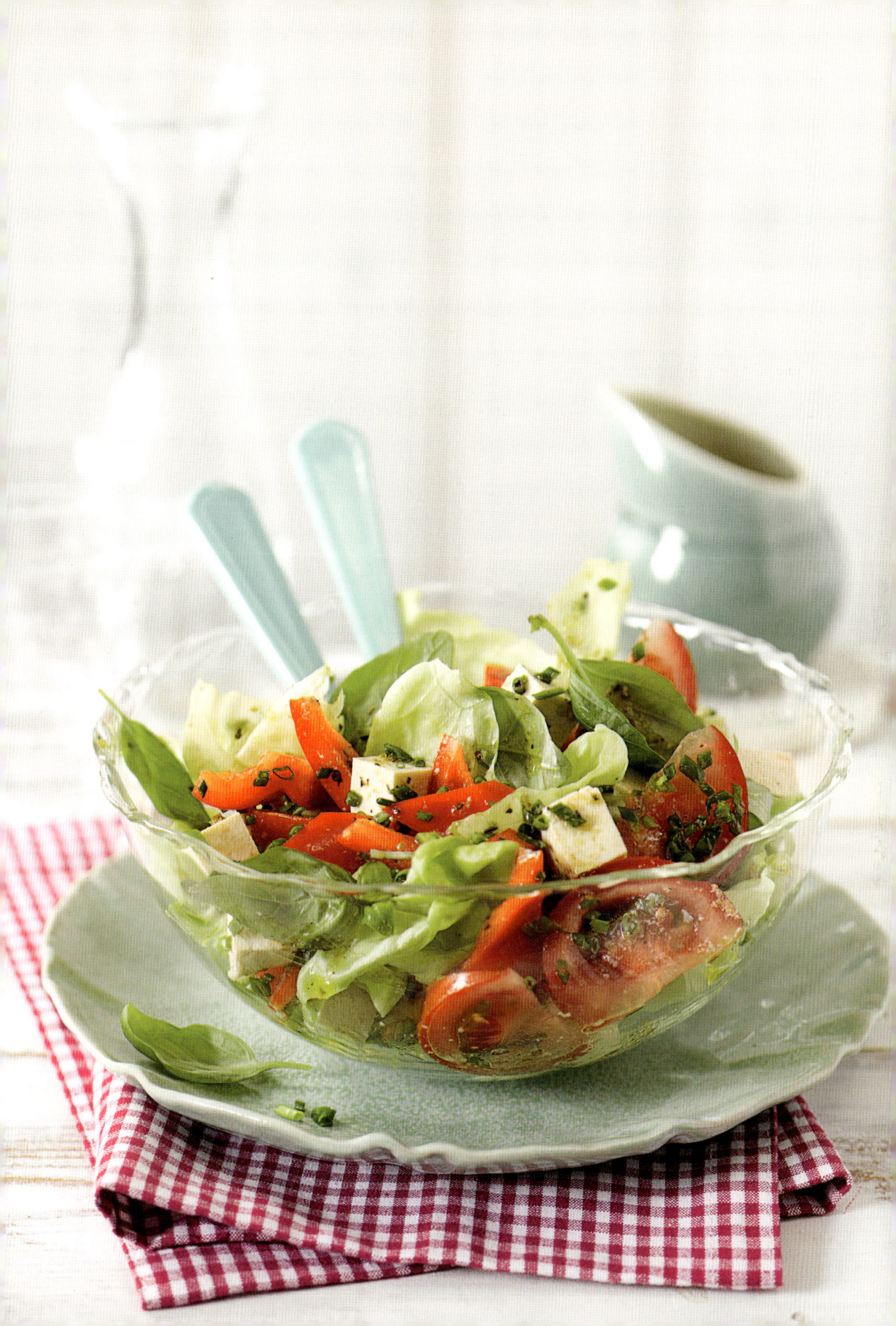

Tag 11: Frühstück

Rucolaeier

Für 1 Portion

150 g Rucola, gewaschen und auf Küchenpapier getrocknete
2 Eier, Bioqualität
1 TL Sonnenblumenöl
Meersalz
1 Scheibe Bauernbrot (50 g)

Zubereitungszeit 15 min

1 In einer beschichteten Pfanne das Öl auf mittlerer Stufe erhitzen, den Rucola dazugeben, 2 Minuten anbraten.

2 Die Eier vorsichtig aufschlagen und auf den Rucola gleiten lassen, die Pfanne mit einem Deckel verschließen, den Herd ausschalten und das Ei 5 Minuten stocken lassen.

3 Die Spiegeleier mit dem Rucola auf das Brot gleiten lassen, nach Geschmack salzen.

Ernährungs+

Rucola bzw. Rauke wurde schon im Altertum als Nutzpflanze angebaut. Sie wurde von den Germanen gegessen und galt als Potenzmittel. Mit der Mittelmeerküche wurde dieses grüne Wunder wiederentdeckt und besonders in Salaten oder auf Pizza verwendet. Rauke besitzt einen hohen Gehalt an Senfölen, die den aromatischen und bitteren Geschmack erzeugen. Sie hat einen sehr hohen Jodgehalt, viel Betacarotin und Folsäure. Bei unsachgemäßer Düngung kann aber schädliches Nitrat in besonderem Maße angereichert werden.

Mittagessen

Spinat-Kräuter-Suppe

Für 1 Portion

1 EL Keimöl

250 g frischer Blattspinat, verlesen, gewaschen, abgetropft (alternativ 200 g tiefgekühlten Blattspinat)

1 TL gehackte Schalotten

1 kleine mehligkochende Kartoffel (ca. 80 g), geschält und in kleine Würfel geschnitten

250 ml Wasser

1 TL gekörnte Gemüsebrühe (ohne Hefe und Glutamat)

50 ml Sahne, alternativ Hafer- oder Sojasahne

1 EL glatte Petersilienblättchen, gewaschen, grob gehackt

1 EL frische Basilikumblättchen, gewaschen, grob gehackt

Meersalz

frisch geriebene Muskatnuss

Zum Dessert

1 mittelgroßer grüner Apfel

Zubereitungszeit 25 min

1 Das Öl bei mittlerer Hitze in einem Topf erhitzen, den Spinat, die Schalotten und die Kartoffel darin zusammen 2 Minuten anbraten. Mit dem Wasser ablöschen, die Brühe dazugeben und 5 Minuten kochen. Die Sahne dazugeben und weitere 5 Minuten kochen. Dann die Kräuter zur Suppe geben.

2 Den Topf von der Herdplatte nehmen und die Suppe mit dem Mixstab pürieren. Mit Salz und Muskat abschmecken.

Abendessen

Avocadobrot

Für 1 Portion

½ reife Avocado, geschält und in Stücke geschnitten
Meersalz
frisch gemahlener weißer Pfeffer
1 TL frisch gepresster Zitronensaft
1 Tomate, in Scheiben
2 Scheiben Roggenknäckebrot

Zubereitungszeit 5–10 min

1 Die Avocadostücke mit einer Gabel zerdrücken, mit Salz, Pfeffer und dem Zitronensaft würzen.

2 Die Masse auf die Knäckebrote verteilen, die Tomatenscheiben darauflegen.

Ernährungs

Dieser Tag besteht aus grünen Power-Mahlzeiten. In der Gemüseauswahl steckt eine Menge an Mineralstoffen wie Kalium, Natrium, Kalzium und Magnesium. Zusätzlich gibt es mit der Avocado reichlich ungesättigte Fettsäuren für die Haut und die Gelenke.

Tag 12: Frühstück

Orangentraum mit Kokos und Nüssen

Für 1 Portion

½ Orange, geschält, zerteilt und in Stücke geschnitten
1 EL Kokosraspel, Bioqualität
2 Paranusskerne, in dünne Scheiben geschnitten
1 EL gehackte Walnüsse
1 EL gehackte Macadamianüsse
Saft von ½ Orange, frisch gepresst

Zubereitungszeit 10–15 min

Alle Zutaten in einer kleinen Schüssel mischen, mit dem Orangensaft übergießen und 5 Minuten durchziehen lassen.

Info *Die Kokos-Nuss-Kern-Mischung liefert mehrfach ungesättigte Fettsäuren, Lecithin und die Mineralstoffe Zink, Kalium und Magnesium. Die Vitamine E und B erhöhen die Konzentrationsfähigkeit. Mit der Orange wird das Immunsystem mit Vitamin C versorgt. Dieses Frühstück ist eine echte Hirn- und Nervennahrung für einen optimalen Einstieg in den Tag.*

Info *Nuss & Co.: Haselnüsse gehören zu den Birkengewächsen, sie sind reich an Vitamin E und enthalten viel Eiweiß und gutes Fett. Cashewkerne (umgangssprachlich, aber botanisch falsch Cashewnüsse) sind Steinfrüchte und stammen aus Indien, sie wachsen dort auf bis zu 12 Meter hohen Bäumen. Cashewkerne sind sehr gut verträglich und haben ein sehr ausgewogenes Nährstoffverhältnis. Die Erdnuss ist eine Stickstoff sammelnde Hülsenfrucht und birgt sogar mehr Eiweiß in sich als Eier. Sie enthält reichlich gesunde, ungesättigte Fettsäuren. Der Mandelbaum gehört zu den Rosengewächsen. Mandeln sind reich an Vitamin E und an den Mineralstoffen Kalzium und Magnesium. Sie sind wenig allergen und deshalb für die meisten Menschen gut verträglich.*

Mittagessen

Hähnchenbrust mit Mais

Für 1 Portion

1 frische Hähnchenbrust (ca. 180 g)
Meersalz
1 TL Keimöl
150 ml Wasser
1 TL gekörnte Gemüsebrühe (ohne Hefe und Glutamat)
50 g vorgekochter Weizen (z.B. Ebly- oder Albhof-Perlweizen)
1 kleine Dose Maiskörner
1 EL gehackte Löwenzahnblätter, alternativ Petersilie

Zubereitungszeit 25 min

1 Das Fleisch unmittelbar vor der Zubereitung salzen, dann in einer beschichteten Pfanne bei starker Hitze beidseitig kurz anbraten. Anschließend sofort Hitze reduzieren und wiederum auf jeder Seite 8–10 Minuten fertig garen.

2 Währenddessen das Wasser mit der Brühe aufkochen, die Weizenkörner einstreuen, Herdplatte ausschalten und 15 Minuten ausquellen lassen. Die Maiskörner in ein Sieb zum Abtropfen geben und gegen Ende der Quellzeit unter die Weizenkörner heben.

3 Alles auf einem Teller anrichten, mit den Löwenzahnblättern bestreut servieren.

Ernährungs

Der Löwenzahn, der Mais und die Weizenkörner sind reich an Silicea (Kieselsäure) zur Festigung des Bindegewebes und zur Vorbeugung gegen schlaffe Haut und brüchige Fingernägel.

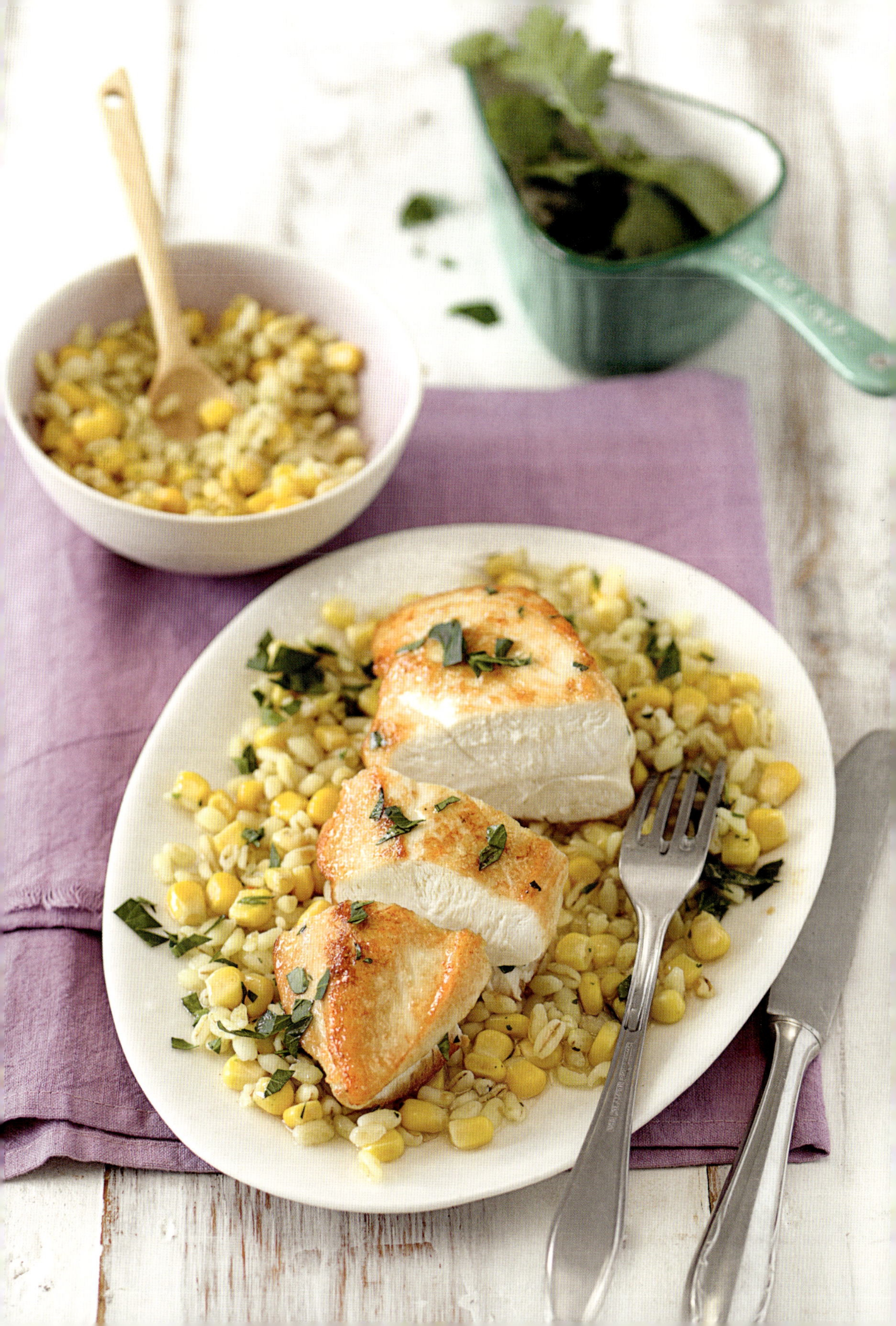

Abendessen

Chicorée-Apfel-Salat

Für 1 Portion

1 Chicorée (ca. 200 g), gewaschen, Strunk entfernt und in 1 cm große Stücke geschnitten
1 säuerlicher Apfel (Boskop, Braeburn), gewaschen
1 TL frisch gepresster Zitronensaft
1 EL kalt gepresstes Olivenöl
Meersalz
1 TL flüssiger Honig oder Agavendicksaft
2 Scheiben Roggenknäckebrot

Zubereitungszeit 15 min

1 Den geputzten Chicorée in 1 cm große Streifen schneiden, den Apfel in Achtel zerteilen, das Kerngehäuse entfernen. Mit dem Zitronensaft, dem Öl, dem Salz und dem Honig anmischen, 10 Minuten ziehen lassen.

2 Dazu schmeckt Knäckebrot lecker.

Tag 13: Frühstück

Cornflakes-Aprikosen-Müsli

Für 1 Portion

50 g Cornflakes
40 g getrocknete Aprikosen, in dünne Streifen geschnitten
1 EL Mandelblättchen
150 g Sojajoghurt

Zubereitungszeit 5 min

Alle Zutaten in einer kleinen Schüssel vermischen.

Info *Dieses Müsli ist eine laktose- und glutenfreie Frühstücksvariante.*

Mittagessen

Kartoffel-Austernpilz-Pfanne

Für 1 Portion

2 mittelgroße festkochende Kartoffeln (200 g)
150 g Austernpilze, geputzt und in schmale Streifen geschnitten
½ Knoblauchzehe, in feine Scheiben geschnitten
1 Stange Sellerie, waschen, putzen und in 2 cm große Stücke geschnitten
2 Frühlingszwiebeln, waschen, putzen und in 2 cm große Stücke geschnitten
1 EL Olivenöl
Meersalz
1 TL frisch gepresster Zitronensaft
1 EL Koriandergrün

Zubereitungszeit 25–30 min

1 Die Kartoffeln in der Schale garen, pellen und würfeln.

2 Die Austernpilze mit dem Knoblauch und dem Gemüse in Öl unter gelegentlichem Rühren etwa 7 Minuten bei mittlerer Hitze anbraten, mit Salz und Zitronensaft abschmecken, die Kartoffelwürfel unterheben, mit den Korianderblättchen bestreuen.

Tipp *Anstelle von Austernpilzen können auch Shitakepilze verwendet werden, diese sind auch Lieferant hochwertigen pflanzlichen Eiweißes. Dann passt es, das Rezept um einen Schuss Sojasoße zu ergänzen. Das ist die asiatische Version der Kartoffelpfanne.*

Abendessen

Sauerkrautsalat mit Granatapfel

Für 1 Portion

125 g Sauerkraut, mit dem Messer nochmals zerkleinert
1 Granatapfel, halbiert, die Kerne mit einem Löffel herausgeholt
1 EL Joghurt (alternativ Sojajoghurt)
Meersalz
frisch gemahlener weißer Pfeffer
1 EL Haselnussöl
1 EL gehackte Haselnüsse
1 Vollkornbrötchen, nach Wahl

Zubereitungszeit 25 min

1 Das Sauerkraut mit den Granatapfelkernen in eine Schüssel geben und mit dem Joghurt, Salz und Pfeffer vermischen. Alles 15 Minuten ziehen lassen.

2 Vor dem Servieren mit dem Öl beträufeln und mit den Haselnüssen garnieren. Dazu das Brötchen servieren.

Tag 14: Frühstück

Mangodrink

Für 1 Portion

½ reife Mango, geschält und vom Kern gelöst
½ reife Banane, in Scheiben
1 EL Mandelmus
150 ml Kefir

Zubereitungszeit 8 min

Das Obst mit dem Mandelmus und dem Kefir mit dem Mixer auf höchster Stufe pürieren.

Tipp *Ein schnelles Frühstück mit viel Vitamin C und Kalium, vegan wird es mit Reis- oder Haferdrink anstelle des Kefirs.*

Mittagessen

Spargelrisotto

Für 1 Portion

1 Schalotte, geschält, sehr fein gewürfelt
250 g grüner Spargel, gewaschen, geputzt, schräg in dünne Scheiben geschnitten
1 EL Olivenöl
50 g Risottoreis
50 ml Weißwein
200 ml heiße Gemüsebrühe
Salz
frisch gemahlener schwarzer Pfeffer
etwas frisch geriebene Muskatnuss
1 EL frischer gehackter Kerbel

Zubereitungszeit 35 min

1 In einem kleinen Topf die Schalotte und den Spargel in Olivenöl kurz anbraten, den Reis dazugeben und glasig andünsten.

2 Mit dem Weißwein ablöschen und mit der Gemüsebrühe aufgießen, aufkochen, den Deckel auflegen und bei ausgeschalteter Herdplatte 20 Minuten ausquellen lassen. Gelegentlich umrühren, bei Bedarf noch heiße Gemüsebrühe nachgießen, das Risotto muss eine cremige Konsistenz bekommen. Mit Salz, Pfeffer und Muskat abschmecken.

3 Mit dem Kerbel bestreut servieren.

Info *Die bekanntesten und empfehlenswerten für Risotto geeigneten Reissorten sind Arborio, Carnaroli und Vialone. Vialone hat eine minimal kürzere Garzeit. Am cremigsten gelingt meist der Carnaroli. Arborio wird oft wegen seines Geschmacks gelobt. Der als »Milchreis« bei uns erhältliche Rundkornreis, der optisch dem Mittelkorn-Risottoreis nahekommt, ist für Risottogerichte nicht geeignet.*

Abendessen

Lachssandwich

Für 1 Portion

2 Scheiben Pumpernickel (50 g)
2 TL Meerrettich, aus dem Glas
1 kleine Orange, geschält, zerteilt
80 g geräucherter Lachs
frisch gemahlener weißer Pfeffer

Zubereitungszeit 5 min

1 Die Brotscheiben mit je 1 TL Meerrettich bestreichen, mit den Orangenschnitzen belegen. Darauf die Lachsscheiben anrichten.

2 Mit frisch gemahlenem Pfeffer würzen.

Tag 15: Frühstück

Dinkelmüsli

Für 1 Portion

50 g Dinkelflocken (Feinblatt)
1 EL Kürbiskerne
1 EL Sonnenblumenkerne
1 EL getrocknete Cranberrys
125 ml Vollmilch, alternativ pflanzliches Getränk aus Soja, Hafer, Reis oder Dinkel

Zubereitungszeit 5 min

1 Die Dinkelflocken mit den Kernen und den Cranberrys mischen, mit heißer oder kalter Milch übergießen, 10 Minuten durchziehen lassen.

2 In einer Schale servieren.

Info *Diese Mischung ist reich an Vitamin B2 und Vitamin C.*

Mittagessen

Blumenkohl überbacken

Für 1 Portion

200 g Blumenkohl, gewaschen und in Röschen zerteilt
200 ml Wasser
½ TL Meersalz
80 g Feta (aus Schafsmilch), zerbröselt
1 TL Zitronensaft
frisch gemahlener schwarzer Pfeffer
100 g Fladenbrot

Zum Dessert:
200 g Honigmelone

Zubereitungszeit 25 min

1. Den Blumenkohl in Salzwasser bissfest garen. Am besten schon nach 7 Minuten die erste Garprobe machen.

2. Den Blumenkohl abgießen (etwas vom Kochwasser abfangen, siehe Tipp) und die Röschen in eine feuerfeste Form geben, mit dem Feta bestreuen, mit dem Zitronensaft sowie Pfeffer würzen. Unter dem Grill überbacken bis der Käse hellbraun ist.

3. Dazu schmeckt Fladenbrot besonders gut.

Tipp *Falls einem die Blumenkohl-Zitronensaft-Käse-Mischung zu trocken erscheint, einfach alles mit 2 Esslöffel vom Kochwasser vor dem Grillen übergießen.*

Abendessen

Tomaten-Kräuter-Salat

Für 1 Portion

1 EL gewürfelte rote Zwiebel
¼ frische Knoblauchzehe, fein gehackt
einige Thymianblättchen
1 EL Weißweinessig
1 TL frisch gepresster Zitronensaft
2 EL natives Olivenöl extra
Salz
500 g reife Tomaten (rot, grün, gelb), mundgerecht geschnitten
6 Blättchen Basilikum
1 EL frischer gehackter Oregano

Zubereitungszeit 5–10 min

1 Die Zwiebelwürfelchen, den Knoblauch, den Thymian, den Essig, den Zitronensaft, das Öl und Salz zu einer Vinaigrette rühren.

2 Die Tomaten in einen tiefen Teller geben, die Vinaigrette darüberträufeln, mit dem Basilikum und dem Oregano garnieren.

Ernährungs

In reifen Tomaten findet sich unter anderen Vitalstoffen das Antioxidanz Lycopin in einer hohen Menge. Die rote Farbe stammt von der chemischen Zusammensetzung des Lycopin und ist als Lebensmittelfarbe zugelassen. Es verleiht der Haut einen sehr leichten Sonnenschutz. Allerdings ist die Verfügbarkeit für den Stoff wesentlich höher, wenn die Tomaten gekocht und konzentriert werden wie bei Tomatenmark. Die Zugabe von Öl erhöht die Aufnahme von Lycopin in unseren Körper.

Tag 16: Frühstück

Pizzabrötchen

Für 1 Portion

1 Vollkornbrötchen
30 g gegarte Putenbrust
½ Kugel vollfetter Mozzarellakäse, in Scheiben geschnitten
1 Tomate, in Scheiben geschnitten
frisch gemahlener schwarzer Pfeffer
1 Prise Salz
1 TL natives Olivenöl extra
¼ TL getrockneter Oregano

Zubereitungszeit 10–20 min

1 Das Brötchen halbieren, jede Hälfte zuerst mit der Putenbrust, dann mit den Tomatenscheiben und dem Käse belegen, salzen, pfeffern, mit dem Olivenöl beträufeln und mit den Kräutern bestreuen. Kann kalt oder kurz überbacken genossen werden.

2 Alles auf einem Teller anrichten, dazu 1 Tasse Kaffee oder schwarzer Tee, ohne Milch und Zucker.

Tipp *Die Putenbrust kann auch durch gegarte Hähnchenbrust ersetzt werden, lecker ist es auch, den getrockneten Oregano durch frisches Basilikum zu ersetzen.*

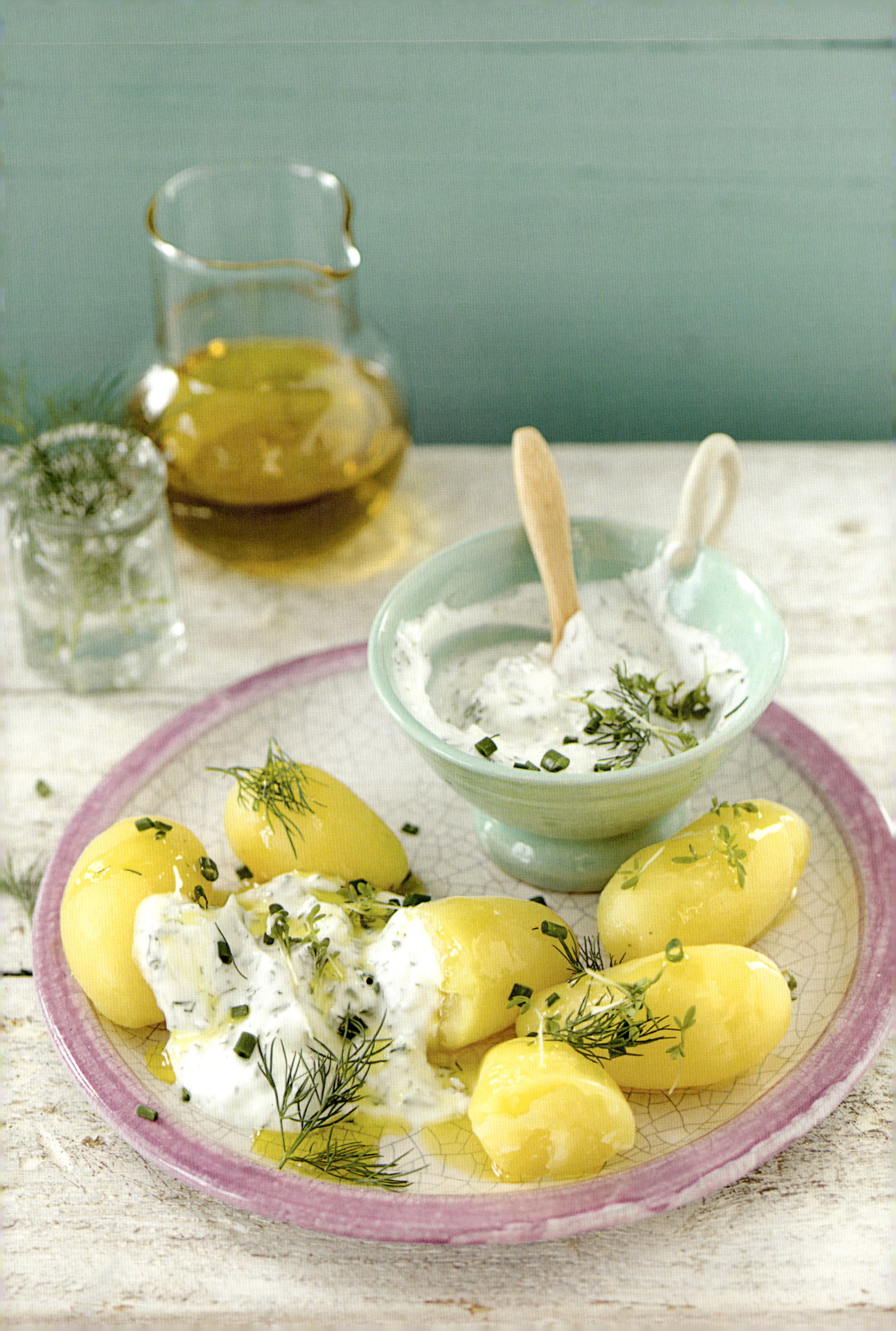

Mittagessen

Kartoffeln mit Quark und Leinöl

Für 1 Portion

3 mittelgroße (ca. 200 g) festkochende Kartoffeln
Meersalz
125 g Quark (Magerstufe)
1 EL Vollmilch
1 EL Schnittlauchröllchen
1 EL frische Dillspitzen, fein gehackt
1 EL frische Kresse
Kräutersalz
1 EL kalt gepresstes Leinöl

Zum Dessert
2 frische Aprikosen oder 1 Kiwi

Zubereitungszeit 30 min

1 Die Kartoffeln gründlich waschen, mit Schale in Salzwasser garen, je nach Sorte dauert das 20 – 25 Minuten. Danach kurz mit kaltem Wasser übergießen und pellen.

2 Während die Kartoffeln garen, den Quark mit der Milch glatt rühren. Die Kräuter unterheben, mit Salz abschmecken.

3 Die Kartoffeln und den Quark auf einem Teller anrichten, mit dem Leinöl beträufeln.

Info *Leinöl wird aus dem Leinsamen gepresst und weist eine goldgelbe Farbe auf. Es enthält über 90 % ungesättigte Fettsäuren, etwa 45 % davon sind Omega-3-Fettsäuren und hat damit den höchsten Anteil an diesen wertvollen Verbindungen von allen Ölen.*

Abendessen

Artischockensalat

Für 1 Portion

4 in Wasser eingelegte Artischockenherzen, in Viertel zerteilt
6 schwarze Oliven, entsteint und halbiert
1 mittelgroße Tomate, gewaschen, in Achtel zerteilt
Meersalz
frisch gemahlener schwarzer Pfeffer
1 EL kalt gepresstes Rapsöl
1 Scheibe Mischbrot (50 g)

Zubereitungszeit 10 min

1 Die Artischockenherzen mit den Oliven und den Tomaten vorsichtig vermengen, mäßig salzen, mit frisch gemahlenem Pfeffer und Rapsöl servieren.

2 Mit Brot servieren.

Info *Die Inhaltsstoffe der Artischocke helfen bei der Entgiftung über die Leber und die Haut und unterstützen damit den Stoffwechsel und den Fettabbau.*

Tag 17: Frühstück

Warmer Buchweizenbrei

Für 1 Portion

40 g Buchweizengrütze
250 ml Wasser
Salz
1 mittelgroßer geriebener Apfel (z.B. Boskop, Braeburn)
1 TL Agavendicksaft

Zubereitungszeit 15 min

Die Grütze in das kochende, sehr sparsam gesalzene Wasser einrühren, den Topf von der Herdplatte nehmen, 10 Minuten quellen lassen. Den geriebenen Apfel und den Agavendicksaft untermischen.

Info *Buchweizen wird immer geschält zubereitet, das rote Häutchen des Kornes kann starke allergische Reaktionen auslösen. Buchweizen ist lange sättigend, ähnlich wie Hirse.*

Mittagessen

Basische Suppe

Für 1 Portion

500 g Suppengemüse, kleingeschnitten
300 ml Wasser
1 EL Miso-Paste (Suppengrundlage aus fermentierten Sojabohnen, Reis und Gerste)
1 EL Schnittlauchröllchen

Zum Dessert
3 getrocknete Aprikosen

Zubereitungszeit 20 min

1 Das Wasser mit der Miso-Paste aufkochen, das Gemüse dazugeben und bissfest garen, das dauert etwa 10 Minuten.

2 In einen Suppenteller oder in eine Schüssel geben und mit dem Schnittlauch vor dem Servieren bestreuen.

Abendessen

Rucola-Spargel-Salat

Für 1 Portion

300 g grüner Spargel, geputzt
1 EL Olivenöl
Salz
1 Bund Rucola, gewaschen, Stiele entfernt
1 TL weißer Aceto balsamico
1 TL frisch gepresster Zitronensaft
2 Weizenknäckebrote

Zubereitungszeit 20 min

1 Die Spargelstangen im Olivenöl auf mittlerer Stufe etwas 8 Minuten anbraten. Dabei öfter wenden und salzen. Sie sollten am Ende der Garzeit leicht angebräunt sein.

2 Auf eine Platte geben, mit dem Rucola bestreuen, der zuvor vorsichtig mit Küchenkrepp trocken getupft wurde, und mit Essig und Zitronensaft beträufeln. Das Knäckebrot über dem Salat in Stücke zerbrechen und diese darauflegen.

Info *Dieser vegane Tag ohne tierische Nahrungsmittel wirkt einer Übersäuerung entgegen und kurbelt die Entgiftungsfunktionen des Gewebes an und löst damit Abnehmblockaden.*

Tag 18: Frühstück

Honigmelone mit Hüttenkäse

Für 1 Portion

½ Honigmelone
150 g Hüttenkäse (körniger Frischkäse)
4 Blättchen frische Minze

Zubereitungszeit 10 min

1 Die Melonenkerne mit einem Löffel entfernen, mit einem Teelöffel oder Kugelausstecher kleine Melonenstückchen aus dem Fruchtfleisch herausheben.

2 Die Stücke gründlich mit dem Hüttenkäse vermischen, diese leckere und farbig hübsche Mischung in eine Schüssel geben und mit den zerzupften Minzeblättchen garnieren.

Mittagessen

Schollenfilet mit Gurke

Für 1 Portion

200 g Schollenfilet, gesäubert und unter klarem Wasser abgespült
1 TL frisch gepresster Zitronensaft
Meersalz
½ Salatgurke, geschält
2 mittelgroße Kartoffeln (ca. 150 g)
1 TL Sonnenblumenöl
2 EL Sojasahne zum Kochen, alternativ Hafersahne
1 EL Estragon, am besten frisch gehackt

Zubereitungszeit 35 min

1 Das Schollenfilet waschen, danach mit Zitronensaft und Meersalz marinieren und etwa 10 Minuten ruhen lassen.

2 Zwischenzeitlich die Salatgurke halbieren, die Kerne mitsamt der Kernmasse mit einem Löffel herausheben. Die Gurke in 1 cm große Stücke schneiden. Die Kartoffeln schälen, in Stücke zerteilen und in Salzwasser garen.

3 Das Sonnenblumenöl in einer beschichteten Pfanne erhitzen, die Fischfilets in die Mitte der Pfanne legen, außen herum die Gurkenstückchen. Die Sojasahne über den Fisch träufeln. Bei geschlossenem Deckel und ausgeschalteter Herdplatte noch 10 Minuten ziehen lassen.

4 Vor dem Servieren mit dem Estragon bestreuen. Die Salzkartoffeln dazu reichen.

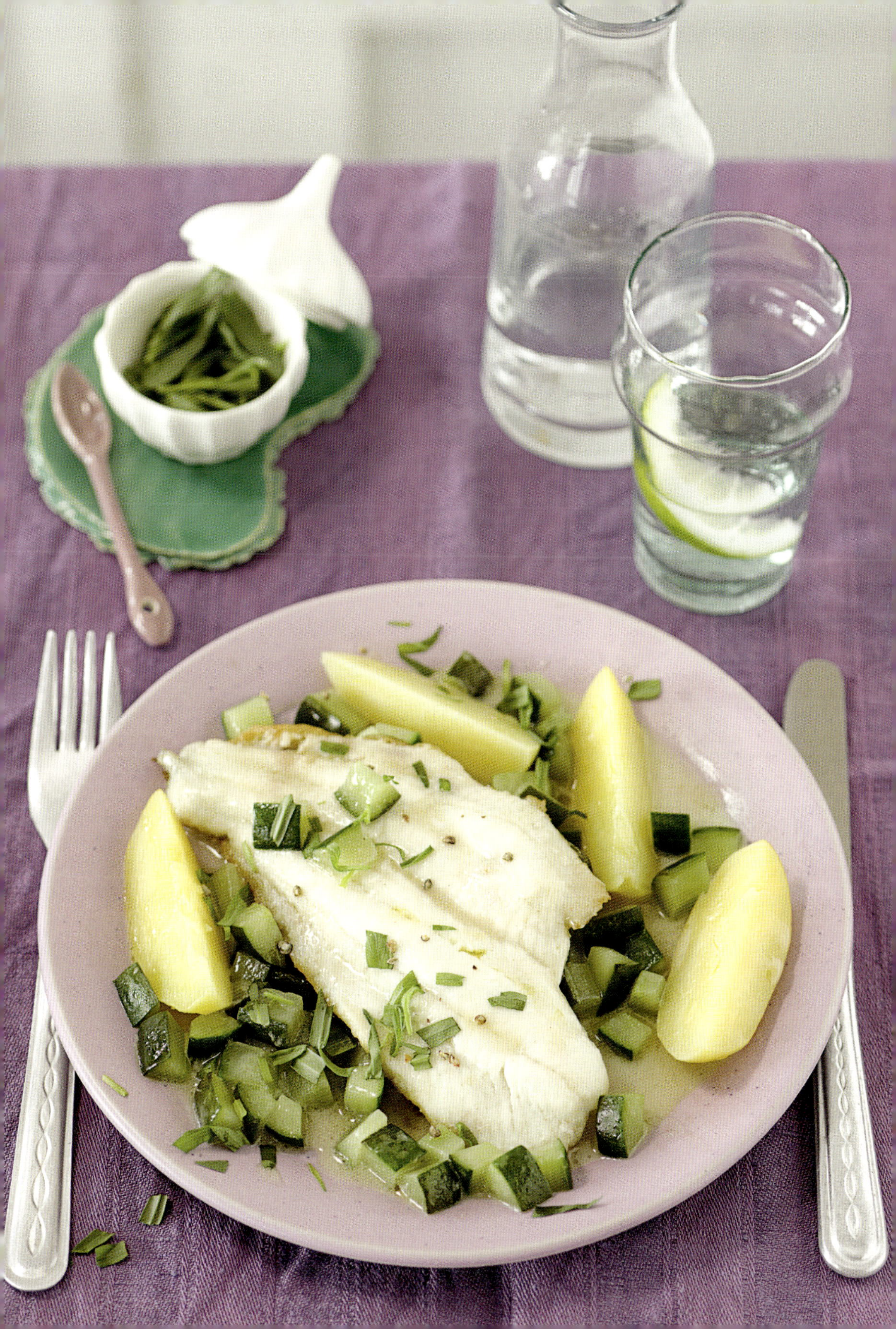

Abendessen

Salat mit gebratenen Champignons

Für 1 Portion

200 g Champignons, geputzt
1 EL Rapsöl
Meersalz
200 g Romana-Salat, gewaschen, in 0,5 cm breite Streifen geschnitten
8 Kirschtomaten, gewaschen, halbiert
1 EL weißer Aceto balsamico
100 g Joghurt (3,5 % Fettgehalt)
frisch gemahlener weißer Pfeffer
1 EL gehackte frische Dillspitzen
1 Vollkornbrötchen mit Körnern

Zubereitungszeit 20 min

1 Die Champignons in mundgerechte Stück zerteilen, das Öl in einer beschichteten Pfanne erhitzen, die Pilze darin bei mittlerer Hitze hellbraun braten, das dauert etwa 5 Minuten. Anschließend nach Geschmack salzen.

2 Die Salatstreifen in einer Schüssel anrichten, die Kirschtomaten darauf verteilen.

3 Aus dem Essig und dem Joghurt ein Dressing rühren, mit Salz und Pfeffer abschmecken. Das Dressing zum Salat geben. Die Pilze darauf verteilen. Dazu das Brötchen servieren.

Info *Die Scholle sichert die Jodversorgung, Vitamin D ist in den Champignons reichlich enthalten.*

Tag 19: Frühstück

Salatdrink

Für 1 Portion

200 g Blattsalate (Kopfsalat, Feldsalat, Rucola)
200 ml Hafergetränk
1 TL Kürbiskernöl
1 EL Haferflocken (Feinblatt)
Meersalz
frisch gemahlener weißer Pfeffer

Zubereitungszeit 8 min

1 Die gewaschenen, zerzupften Salatblätter mit dem Hafer-getränk und dem Öl im Standmixer oder mit einem Pürierstab pürieren.

2 Die Haferflocken unterrühren und mit Salz und Pfeffer abschmecken.

Info *Ein basisch ausgerichtetes grünes Getränk, das für den ganzen Tag Energie gibt.*

Mittagessen

Tomaten-Reis-Suppe

Für 1 Portion

1 EL weiße Zwiebeln, fein gehackt
1 TL Olivenöl
1 Dose stückige Tomaten (400 g)
200 ml Gemüsebrühe
50 g Basmati-Reis, gegart
Meersalz
1 EL Mandelmus
8 Blättchen frisches Basilikum

Zum Dessert
1 mittelgroßer Apfel (z.B. Boskop, Cox Orange, Elstar)

Zubereitungszeit 25 min

1 Die Zwiebeln in Olivenöl unter Rühren ca. 5 Minuten glasig anbraten, die Tomaten und die Gemüsebrühe dazugeben, 5 Minuten köcheln lassen.

2 Dann den gegarten Reis unterrühren, alles sparsam salzen und vom Herd nehmen.

3 Vor dem Servieren das Mandelmus dazugeben und die Suppe mit Basilikum garnieren.

Info *Das Mandelmus besteht aus fein gemahlenen, blanchierten Mandelkernen ohne Haut. Es enthält hohe Anteile von Eisen, Magnesium, Kalzium und Vitamin E und viele ungesättigte Fettsäuren.*

Abendessen

Frittata mit Algen

Für 1 Portion

2 Eier
50 g Sauerrahm
1 Prise Salz
1 Msp. Chilipulver
100 g getrocknete Algen (Asialaden, Biomarkt)
2 EL glatte Petersilie, gehackt
1 TL Sonnenblumenöl zum Braten
2 Knäckebrote
Dazu:
200 ml frisch gepresster Orangensaft

Zubereitungszeit 25 min

1 Die Eier mit dem Sauerrahm, dem Salz und dem Chilipulver mit dem Schneebesen gründlich verrühren.

2 Die Algen und die Petersilie unterheben.

3 Eine kleine feuerfeste Form mit dem Öl ausstreichen, die Masse darauf verteilen, sie sollte eine Schicht von 1 cm Stärke ergeben.

4 In den auf 180 °C vorgeheizten Backofen geben und 15 Minuten backen, bis die Oberfläche eine bräunliche Kruste bekommt.

5 Mit Knäckebrot servieren. Gesund ist es, dazu ein Glas Orangensatz zu trinken.

Ernährungs

Algen sind ein hervorragender Lieferant pflanzlichen Eisens und Jods. Die Aufnahme der Mineralstoffe aus dem Darm wird durch das Vitamin C im Orangensaft begünstigt.

Tag 20: Frühstück

Gurkenbrot

Für 1 Portion

1 EL Quark (Magerstufe)
1 Scheibe Vollkornbrot (50 g) (Dinkel oder Roggen)
100 g Salatgurke
1 Prise Salz
1 EL fein gehackter, frischer Dill
1 Birne

Zubereitungszeit 8 min

1 Den Quark auf das Brot streichen.

2 Die Salatgurke waschen, in dünne Scheiben schneiden und auf dem Brot verteilen, salzen und mit dem Dill bestreuen.

3 Die gewaschene Birne vierteln, Kerngehäuse entfernen und mit dem Brot servieren.

Tipp *Die Gurke ist reich an Wasser und arm an Kalorien. Das Zellwasser der Pflanze wird zur Entgiftung verwendet und löst Stoffwechselschlacken. Der Gehalt an sekundären Pflanzenstoffen, genannt Lignane, ist hoch, sie schützen das Herz, wirken gegen Entzündungen und unterstützen die natürliche Krebsabwehr. Manchmal wird die Gurke nicht gut vertragen, dann kann man sie, statt in Scheiben zu schneiden, auf der Gemüsereibe grob hobeln.*

Mittagessen

Lachsfilet mit Mango

Für 1 Portion

150 g frisches oder tiefgekühltes Lachsfilet mit Haut
1 TL frisch gepresster Zitronensaft
Meersalz
100 g Mango, in Scheiben
1 TL Kokosöl
2 kleine Kartoffeln

Zubereitungszeit 25 min

1. Die Kartoffeln in Salzwasser garen.
2. Den Fisch mit Zitronensaft und Salz marinieren, 5 Minuten ruhen lassen.
3. Inzwischen die Mango schälen und davon 100 g in Scheiben schneiden, der Rest kann in Frischhaltefolie verpackt im Kühlschrank einige Tage aufbewahrt werden.
4. Den Fisch auf der Hautseite im Öl etwa 5 Minuten anbraten, wenden und die Mangoscheiben dazugeben, noch etwa 5 Minuten bei niedriger Hitze weitergaren.
5. Die inzwischen gekochten Kartoffeln schälen und als Beilage servieren.

Ernährungs

Kokosöl, das aus dem Fleisch der Kokosnuss gepresst wird, enthält mittelkettige Fettsäuren, die gut abgebaut werden und als Hirnnahrung sogar Alzheimer vorbeugen sollen. Die Laurinsäure als mittelkettige Fettsäure unterstützt die körpereigene Abwehr. Kökosöl ist bei Raumtemperatur fest, sodass es auch als Kokosfett bezeichnet wird.

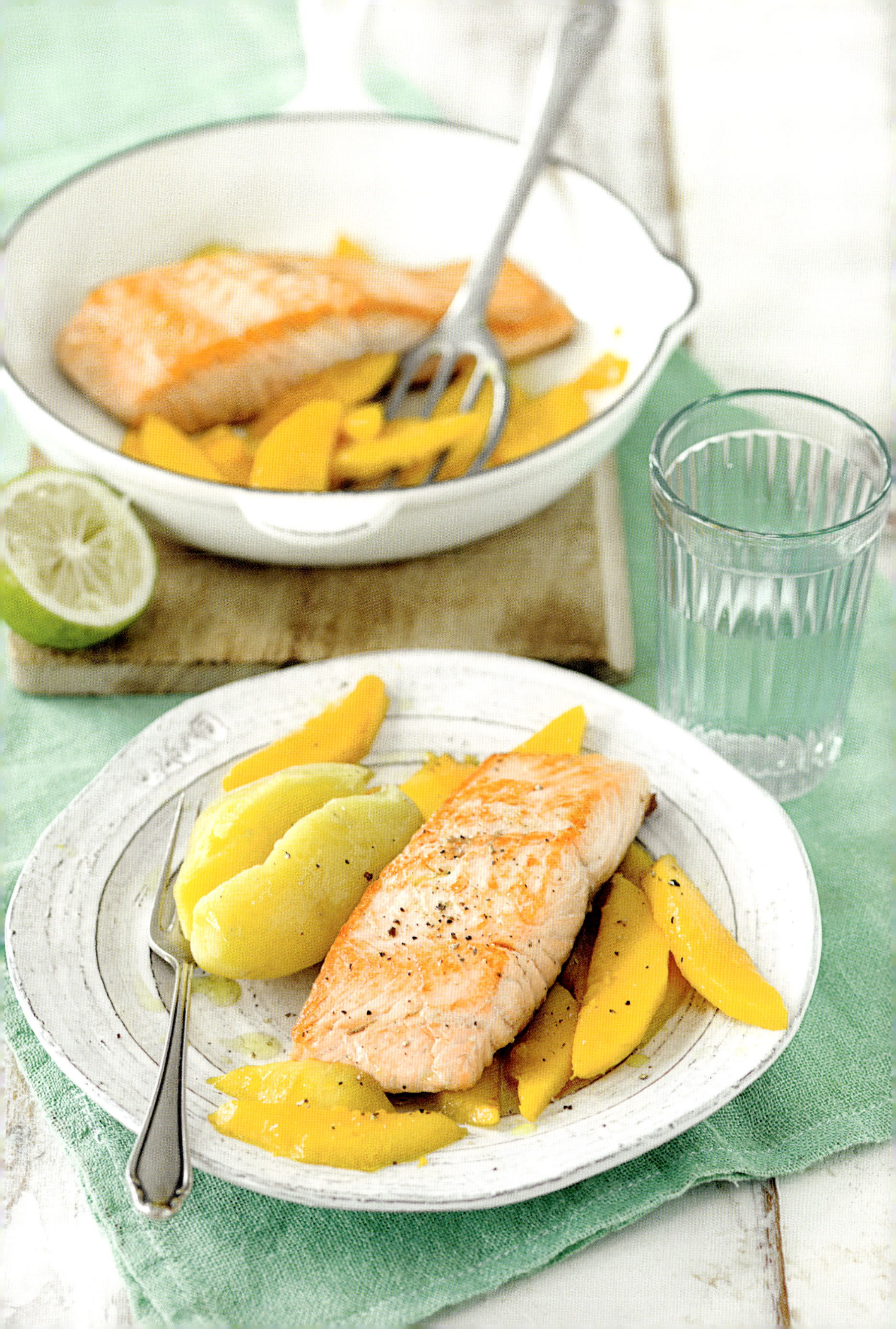

Abendessen

Kichererbsensalat

Für 1 Portion

100 g gekochte Kichererbsen (aus dem Glas)
4 getrocknete Tomaten, eingeweicht
1 TL frisch gepresster Zitronensaft
1 EL Sonnenblumenöl
Meersalz
1 Handvoll frisch gekeimte Sprossen (z.B. Rettich, Rucola, Brokkoli, Kresse)

Zubereitungszeit 8 min

1 Die Kichererbsen in eine Schüssel geben, die Tomaten in Streifen schneiden und untermischen. Den Zitronensaft und das Öl zugeben. Zurückhaltend salzen.

2 Die gewaschenen Sprossen vorsichtig unterheben.

Tag 21: Frühstück

Sojafrühstück

Für 1 Portion

150 g Sojajoghurt
2 gehäufte EL frische Heidelbeeren (alternativ 1 EL getrocknete Beeren)
1 TL frisch gepresster Zitronensaft
1 TL flüssiger Honig
2 EL Weizenkeime

Zubereitungszeit 5 min

1 Den Joghurt mit den Beeren, dem Zitronensaft und dem Honig vermischen. Falls sie tiefgekühlte Früchte verwenden, diese einen Tag lang im Kühlschrank auftauen lassen.

2 Die Weizenkeime kurz vor dem Servieren darüberstreuen.

Info *Heidelbeeren verhindern Ablagerungen in den Blutgefäßen. Diese bestehen hauptsächlich aus freien Fettsäuren, Kalzium, Cholesterin und verbessern den Blutfluss.*

Mittagessen

Brokkoli mit Mandeln

Für 1 Portion

250 g Brokkoli
1 TL gekörnte Gemüsebrühe (ohne Hefe und Glutamat)
250 ml Wasser
1 EL Kokosöl
2 EL Mandelblättchen
Meersalz

Zum Dessert
200 g frische Beeren der Saison

Zubereitungszeit 15–18 min

1 Den Brokkoli waschen, putzen und in mundgerechte Stücke zerteilen.

2 Die gekörnte Gemüsebrühe in kochendes Wasser einrühren, darin den Brokkoli 10 Minuten garen.

3 Zwischenzeitlich die Mandelblättchen in einer kleinen Pfanne in dem Kokosöl anrösten.

4 Die Gemüsebrühe abgießen, den Brokkoli in einen Teller geben und vor dem Servieren mit den Mandelblättchen bestreuen.

Abendessen

Ziegenfrischkäse mit Birne

Für 1 Portion

1 große reife Birne
100 g Ziegenfrischkäse
Meersalz
frisch gemahlener weißer Pfeffer
1 EL kalt gepresstes Sonnenblumenöl
1 TL frische Thymianblättchen
2 Scheiben Dinkelvollkornbrot (ca. 50 g)

Zubereitungszeit 8 min

1 Die Birne waschen, halbieren, das Kerngehäuse entfernen.

2 Den Käse mit einer Gabel zerdrücken, mit Salz und Pfeffer abschmecken, das Öl unterrühren.

3 Die Masse in die Birnenhälften verteilen und mit den Thymianblättchen garnieren. Auf einem Teller anrichten, dazu das Brot reichen.

Tag 22: Frühstück

Warmer Lupinenbrei mit Obst

Für 1 Portion

100 ml Wasser
1 Prise Meersalz
2 gehäufte EL Lupinenmehl
150 g frische rote Beeren (z.B. Himbeeren, Johannisbeeren, Erdbeeren)
1 TL Agavendicksaft

Zubereitungszeit 20 min

1 Das Wasser aufkochen, den Topf von der Herdplatte nehmen, Salz und das Lupinenmehl einrühren. Den Brei 15 Minuten auskühlen lassen.

2 Die gewaschenen und nach Belieben zerkleinerten Beeren unterheben und mit dem Agavendicksaft süßen.

Ernährungs

Die Lupine ist eine einjährige Pflanze, die regional auch in Deutschland wächst. Die Samen enthalten bis zu 40 % Eiweiß, darunter alle acht notwendigen Aminosäuren, Cholesterin und Purin sind nicht enthalten. Lupinenmehl ist also auch für Menschen mit Fettstoffwechselstörungen und Gicht vorteilhaft. Allerdings besteht eine Kreuzallergie mit der Erdnuss.

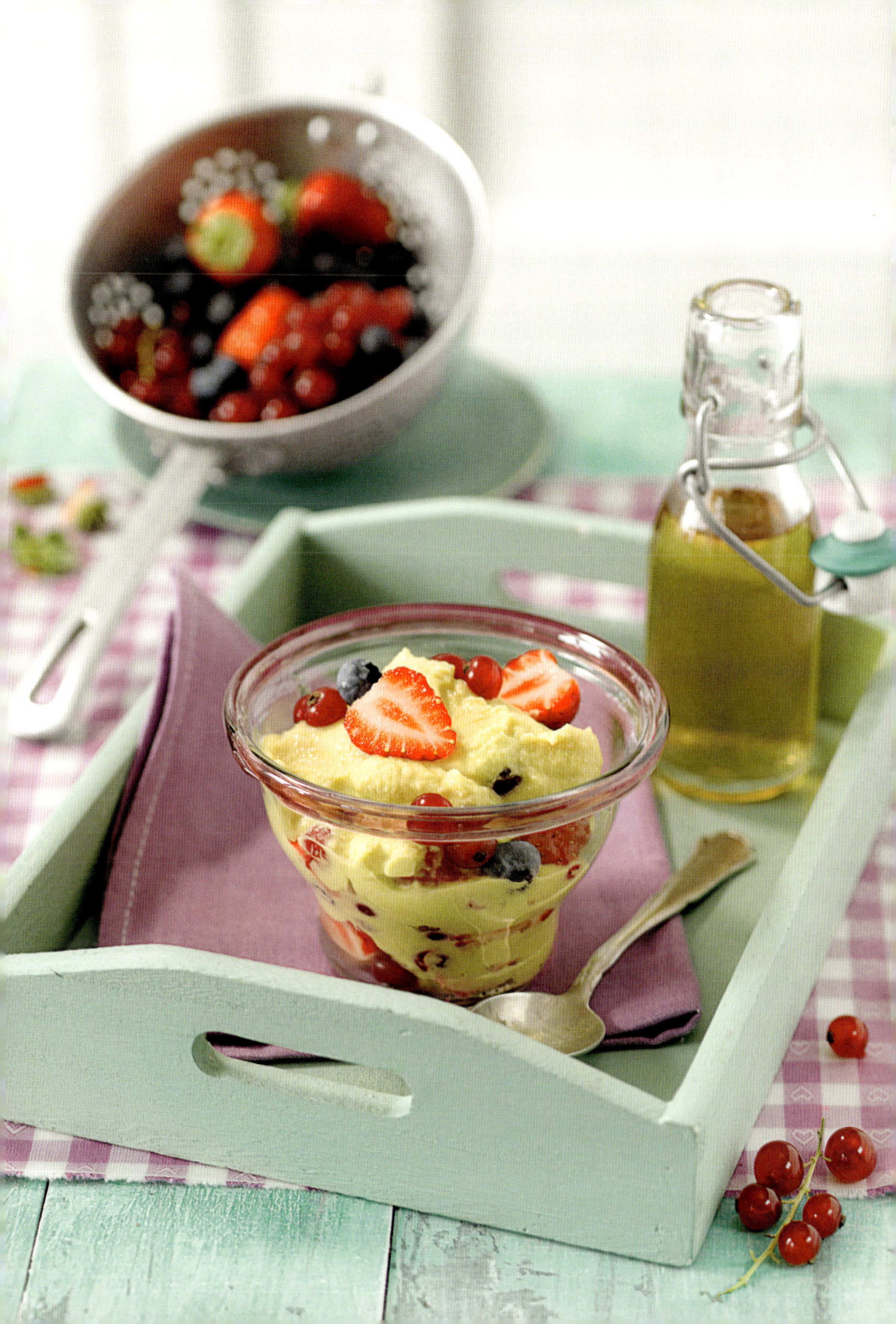

Mittagessen

Linsensuppe

Für 1 Portion

1 EL Olivenöl
2 EL gewürfelte Karotte
1 EL gehackte weiße Zwiebel
1 EL gehackte glatte Petersilie
50 g getrocknete rote Linsen
250 ml Wasser
1 TL gekörnte Gemüsebrühe (ohne Hefe und Glutamat)
Meersalz
frisch gemahlener schwarzer Pfeffer

Zubereitungszeit 20–25 min

1 Das Öl in einem Topf erhitzen, die Karottenwürfel, die Zwiebeln und die Petersilie dazugeben, unter Rühren 1 Minuten dünsten, die Mischung sollte nicht bräunen.

2 Mit Gemüsebrühe auffüllen und aufkochen. Bei abgeschalteter Herdplatte 10 Minuten stehen lassen, die roten Linsen sind schnell gar. Mit Salz und Pfeffer abschmecken.

Tipp *Rote Linsen sind schon halbiert und enthäutet, wenn sie gekauft werden. Deshalb ist der Garprozess kurz und sie sind auch bei empfindlicher Verdauung geeignet.*

Abendessen

Rührei mit Makrele

Für 1 Portion

2 Eier
1 EL Vollmilch
1 Prise Kräutersalz
100 g geräucherte Makrele, ohne Haut
1 EL Schnittlauchröllchen
1 Scheibe Dinkelvollkornbrot (40 g)

Zubereitungszeit 10 min

1 Die Eier aufschlagen, mit der Milch und dem Salz mit einer Gabel verrühren.

2 In einer beschichteten Pfanne unter Rühren bei mittlerer Hitze stocken lassen.

3 Das Brot auf einen Teller legen und das Rührei darauf häufeln. Die Makrele in grobe Stücke zupfen und ebenfalls auf das Brot legen.

4 Vor dem Servieren mit dem Schnittlauch garnieren.

Tag 23: Frühstück

Grünteedrink

Für 1 Portion

5 g Matcha (zu einem feinen Pulver zermahlener Grüntee)
200 ml heißes Wasser
100 ml Sojagetränk
Dazu: 1 Banane

Zubereitungszeit 8 min

1 Das Teepulver in eine Schüssel geben, das heiße Wasser (80 °C) dazugießen, mit einem hölzernen Schneebesen schaumig schlagen und in ein Glas geben.

2 Das Sojagetränk erhitzen, aufschäumen und vorsichtig auf den Tee gießen.

Info *Matcha-Tee wirkt anregend und entschlackend. Aufgrund der aufwendigen Herstellung und des geringen Ertrags ist er auch relativ teuer. Schmeckt etwas bitter und hat eine holzige Note, enthält aber außerordentlich viel Antioxidantien. Das Verrühren sollte immer mit einem Schneebesen aus Holz durchgeführt werden. Dieser heißt in Japan Cha-sen.*

Mittagessen

Bärlauchreis

Für 1 Portion

1 EL kalt gepresstes Rapsöl
50 g Vollkornreis
100 ml Wasser
½ TL gekörnte Gemüsebrühe (ohne Hefe und Glutamat)
1 Bund Bärlauch
Meersalz
1 EL geriebener Parmesan (alternativ Pecorino)

Zum Dessert
1 Orange

Zubereitungszeit 20–25 min

1 100 ml Wasser aufkochen und die gekörnte Gemüsebrühe einrühren.

2 Das Öl in einer Pfanne erhitzen, den Reis dazugeben, 1 Minute unter Rühren glasig dünsten. Mit der noch heißen Gemüsebrühe auffüllen, bei geringer Hitze ausquellen lassen, gelegentlich umrühren.

3 Inzwischen den Bärlauch kurz unter kaltem Wasser abbrausen, quer in schmale Streifen schneiden und unter den fertig gegarten Reis heben. Mäßig salzen, da auch der Käse salzig ist.

4 Auf einem Teller anrichten, mit dem Käse bestreut servieren.

Abendessen

Brot mit Putenbrust

Für 1 Portion

2 Scheiben Vollkornbrot (80 g)
2 TL Apfel-Meerrettich aus dem Glas
80 g gegarte Putenbrust in Scheiben
½ Apfel, entkernt, in dünne Scheiben geschnitten
6 Walnusshälften

Zubereitungszeit 8 min

1 Die Brotscheiben mit je 1 TL Meerrettich bestreichen, die Putenbrust darauf verteilen und mit den Apfelscheiben belegen.

2 Mit den Walnusshälften garnieren.

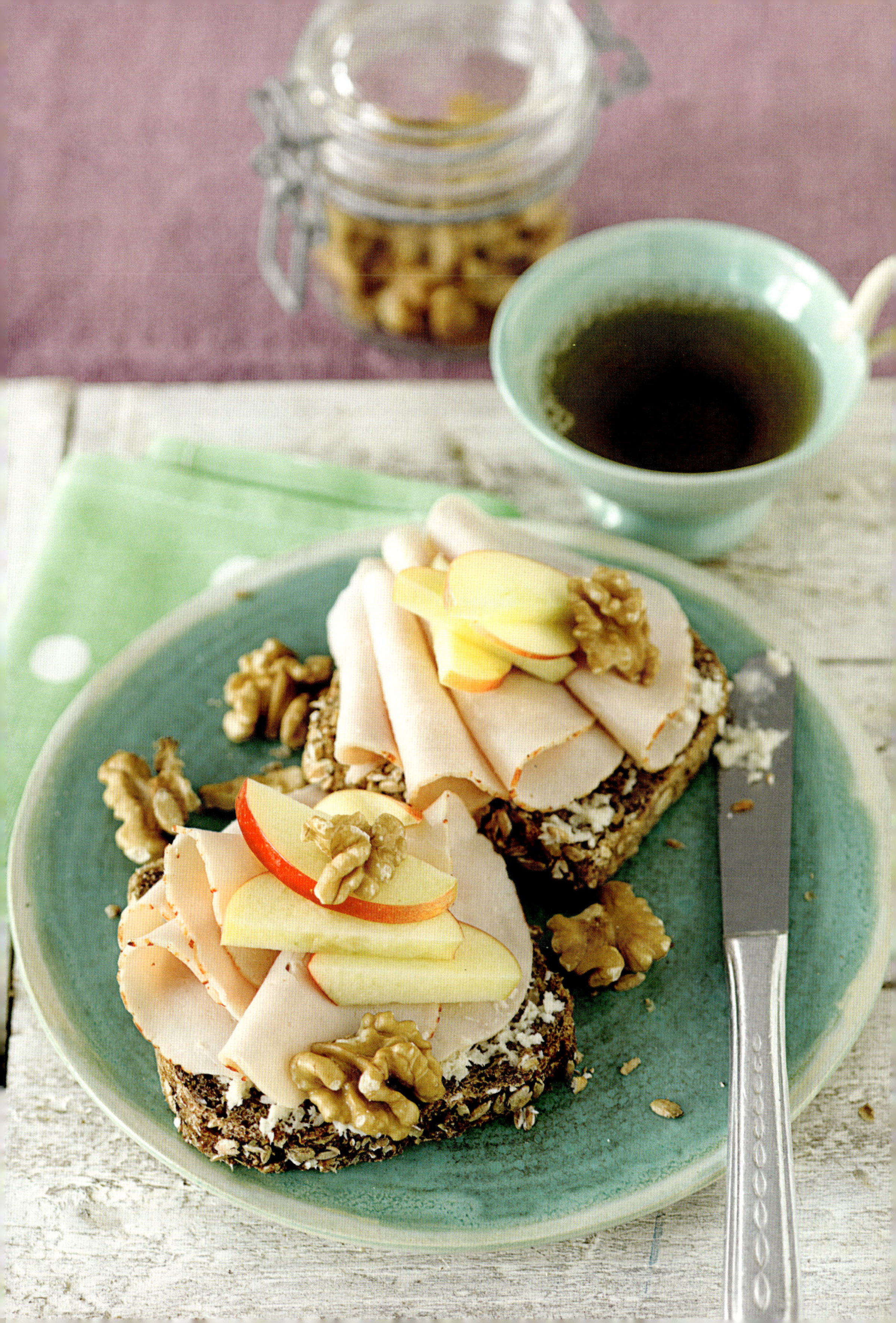

Tag 24: Frühstück

Avocadokräutercreme auf Brot

Für 1 Portion

½ reife Avocado
1 TL Zitronensaft
Meersalz
1 EL gehackte frische Kräuter (z.B. Schnittlauch, Kerbel, Petersilie)
2 Scheiben Roggenknäckebrot
Dazu:
1 Glas frisch gepresster Orangensaft

Zubereitungszeit 8 min

1 Das Fruchtfleisch der Avocado mit einem Löffel auslösen, mit Zitronensaft und Salz vermischen, die Kräuter darunterheben.

2 Die Creme auf den Brotscheiben verteilen. Dazu 1 Glas Orangensaft.

Mittagessen

Currygericht mit gebratenem Tofu

Für 1 Portion

150 g Tofu natur
1 EL Kokosöl
200 g Gemüse (Karotte, Pastinake, Lauch, Kohlrabi)
100 ml Kokosmilch
1 TL Currypulver
Kräutersalz
100 g Mango-Fruchtfleisch, gewürfelt

Zubereitungszeit 20 – 25 min

1 Den Tofu in Streifen schneiden und im Öl knusprig braun braten, aus der Pfanne nehmen.

2 Das Gemüse putzen, in Stücke zerteilen, in der Pfanne bei großer Hitze unter Rühren anbraten, mit der Kokosmilch ablöschen, mit dem Currypulver und dem Salz abschmecken.

3 Den Tofu und die Mangowürfel unterheben, noch 5 Minuten ziehen lassen.

Ernährungs

Das Fruchtfleisch der Kokosnuss ist reich an mittelkettigen Fettsäuren, die als Hirnnahrung gelten und leicht verstoffwechselt werden. Die Laurinsäure, im Kokosöl reichlich enthalten, unterstützt die körpereigene Abwehr und soll sogar Alzheimer vorbeugen.

Abendessen

Salat mit Ziegenkäse

Für 1 Portion

1 kleiner Ziegencamembert (ca. 120 g)
1 TL Olivenöl
200 g grüner Salat (z.B. Kopfsalat, Endiviensalat, Pflücksalat)
1 TL Zitronensaft
Kräutersalz
frisch gemahlener schwarzer Pfeffer
1 Roggenknäckebrot

Zubereitungszeit 15 min

1 Den Käse in Olivenöl von beiden Seiten bei mittlerer Hitze jeweils 3 Minuten anbraten.

2 Inzwischen den Salat waschen und zerteilen, auf einem Teller anrichten. Mit dem Zitronensaft beträufeln und salzen sowie pfeffern. In die Mitte den Käse setzen.

3 Roggenknäckebrot schmeckt dazu ausgezeichnet.

Tag 25: Frühstück

Sauerklee-Joghurtdrink

Für 1 Portion

150 g Sauerklee
200 ml Joghurt (3,5 % Fettgehalt)
1 TL frisch gepresster Zitronensaft
Dazu:
4 Datteln

Zubereitungszeit 8 min

1 Den Sauerklee gründlich waschen, zusammen mit dem Joghurt und dem Zitronensaft in einen Mixer geben oder mit dem Stabmixer auf hoher Stufe verrühren.

2 In einem Glas anrichten und die Datteln dazu essen.

Info *Der Sauerklee enthält viel Chlorophyll, das die Blutbildung anregt und die Entschlackung des Gewebes fördert.*

Mittagessen

Rindersteak mit Tomaten

Für 1 Portion

150 g Rindersteak aus der Lende
Meersalz
1 EL Sonnenblumenöl
2 Tomaten
2 Kartoffeln, gekocht

Zubereitungszeit 15–20 min (bei vorgekochten Kartoffeln)

1 Das Fleisch salzen, in der Pfanne bei mittlerer Hitze auf jeder Seite 4 Minuten braten.

2 Die Tomaten waschen, kreuzweise einschneiden, zu dem Fleisch geben.

3 Die Kartoffeln halbieren und ebenfalls in die Pfanne geben. Die Pfanne von der Herdplatte schieben, einen Deckel auflegen und alles 2 Minuten ruhen lassen.

4 Auf einem Teller anrichten.

Sellerie-Apfel-Salat

Für 1 Portion

150 g geschälte Sellerieknolle
1 mittelgroßer Apfel mit Schale
1 TL weißer Aceto balsamico
1 EL Rapsöl
Kräutersalz
frisch gemahlener weißer Pfeffer
1 Scheibe Dinkelvollkornbrot (40 g)

Zubereitungszeit 20 min

1 Die Sellerieknolle und den Apfel fein raspeln, beides vermischen und mit dem Essig, dem Öl, dem Salz und dem Pfeffer gründlich vermengen. Noch 10 Minuten durchziehen lassen.

2 Mit dem Brot servieren.

Ernährungs

Sellerie enthält eine gesunde Mischung aus Vitalstoffen. Er wirkt entwässernd durch den hohen Kaliumgehalt, zellschützend durch die Vitamine C und E. Die Verdauung wird durch ätherische Öle gefördert, enthält viele Ballaststoffe und wenig Kalorien.

Tag 26: Frühstück

Knuspermüsli

Für 1 Portion

2 EL Chiasamen
125 ml Mandeldrink
1 EL natives Kokosöl
15 g Mandelstifte
2 EL Haferflocken (Feinblatt)
1 EL geschroteter Leinsamen
1 EL Kokosflocken
150 g Himbeeren oder zerkleinerte Erdbeeren

Zubereitungszeit 25 min

1 Die Chiasamen in den Mandeldrink einrühren und 15 Minuten quellen lassen. Man kann die Samen aber auch über Nacht im Kühlschrank quellen lassen.

2 Das Kokosöl in einer Pfanne erhitzen, die Mandelstifte, die Haferflocken, die Leinsamen und die Kokosflocken 3 Minuten rösten. Die Mischung abkühlen lassen und zerbröckeln.

3 Das Obst unter den Chiabrei heben und mit den Knusperflocken bestreuen.

Mittagessen

Räuchertofu mit Erbsen

Für 1 Portion

1 EL Sonnenblumenöl
100 g geräucherter Tofu
200 g frische oder tiefgekühlte grüne Erbsen
Salzwasser
½ rote Paprikaschote, geputzt, gewaschen und in kleine Würfel geschnitten
1 TL gehackter frischer Koriander (alternativ gehackte glatte Petersilie)

Zum Dessert
1 Kiwi

Zubereitungszeit 20 min

1 Das Öl in eine Pfanne geben, den Tofu von beiden Seiten jeweils 3 Minuten anbraten.

2 Währenddessen die Erbsen in wenig Salzwasser gar kochen, das Wasser abgießen und die Paprikawürfel untermischen.

3 Die Tofuscheibe zusammen mit dem Gemüse auf einem Teller anrichten und mit dem Koriander dekorieren.

Abendessen

Forellenfilet mit Tomaten

Für 1 Portion

1 geräuchertes Forellenfilet (ca. 150 g)
4 getrocknete Tomaten in Öl
2 Scheiben Vollkornbrot (80 g)

Zubereitungszeit 8 min

1 Das Forellenfilet quer halbieren, jeweils eine Hälfte auf eine Brotscheibe legen.

2 Die getrockneten Tomaten aus dem Öl nehmen, quer in feine Streifen schneiden, auf den Forellenfilets verteilen. Je 1 TL vom Tomatenöl darüberträufeln.

Tipp *Dieses Gericht schmeckt auch mit Matjesfilet sehr gut.*

Tag 27: Frühstück

Bunter Teller mit Sesamknäckebrot

Für 1 Portion

6 geschälte ganze Mandeln
6 Haselnüsse
4 Paranusskerne
2 getrocknete Feigen
2 Scheiben Sesamknäckebrot
Dazu:
200 ml Sojagetränk oder Getreidedrink aus Dinkel, Reis oder Hafer

Zubereitungszeit 5 min

1 Die Mandeln, die Nüsse und die Paranusskerne mit den Feigen auf einem Teller anrichten.

2 Mit Knäckebrot servieren.

Info *Diese Kombination enthält viel Kalzium und Eisen aus pflanzlichen Quellen, ein besonders hoher Anteil dieser beiden Mineralien ist in dem Sesam vorhanden.*

Mittagessen

Grünkohl mit Huhn

Für 1 Portion

250 g Grünkohl
2 EL Sonnenblumenöl
Meersalz
150 g Hähnchenbrust-Filet
2 EL Sesamsamen

Zubereitungszeit 35–40 min

1 Den gewaschenen, geputzten Grünkohl in schmale Streifen schneiden. 1 EL Öl in einen Topf oder eine hohe Pfanne geben und den Kohl darin 10 Minuten unter Rühren erhitzen. Sparsam salzen. Gegebenenfalls einen Schuss Wasser zugeben.

2 Das Geflügelfleisch salzen, in den Sesamsamen wenden. Dabei die Samen gut andrücken. In einer hohen Pfanne bei mittlerer Hitze in 1 EL Öl von beiden Seiten je 10 Minuten braten. Dann den Grünkohl dazugeben und noch 10 Minuten bei geschlossenem Deckel und wenig Hitze weitergaren.

Abendessen

Karotten-Orangen-Salat

Für 1 Portion

150 g Karotte
1 mittelgroße Orange
Kräutersalz
1 EL natives Olivenöl extra
1 Scheibe Dinkelvollkornbrot (40 g)

Zubereitungszeit 15–20 min

1 Die Karotten schälen, waschen, fein raspeln.

2 Die Orange schälen, zerteilen, die Schnitze stückeln, den austretenden Saft auffangen.

3 Die Karotten und die Orange mischen, mit dem Salz würzen und das Olivenöl dazugeben.
Den Salat kurz durchziehen lassen.

4 Mit einer Scheibe Dinkelvollkornbrot servieren.

Ernährungs

Karotten enthalten viel Betacarotin, das zu den sekundären Pflanzenstoffen wie z.B. das Lycopin und das Lutein gehört. Eine Besonderheit des Betacarotins ist die Umwandlung in Vitamin A in unserem Körper. Vitamin A hat schützende und regulierende Eigenschaften für die Haut- und Schleimhautzellen und ist damit Krebs vorbeugend. Auch das Sehpigment unserer Augen wird direkt aus Vitamin A gebildet. Schon aus dem Betacarotin von 100 g Karotten kann unser Körper mehr als die tägliche empfohlene Menge von Vitamin A bilden (0,8 bis 1,2, mg).

Tag 28: Frühstück

Kräuter-Ei-Brot

Für 1 Portion

2 Eier
2 TL Tomatenmark
2 Scheiben Vollkornbrot (80 g)
Kräutersalz
1 EL frische gehackte Kräuter (Schnittlauch, Kerbel, Estragon)
Dazu:
1 Glas frisch gepresster Orangensaft

Zubereitungszeit 12 min

1 Die Eier hart kochen und in Scheiben schneiden.

2 Jeweils 1 TL Tomatenmark auf eine Brotscheibe streichen, mit dem Ei belegen.

3 Nach Geschmack mit Salz würzen und mit den Kräutern bestreuen.

Mittagessen

Spargelteller

Für 1 Portion

300 g grüner Spargel
Salzwasser
2 EL Sauerrahm (15 % Fettgehalt)
1 EL Schnittlauchröllchen
Meersalz
2 mittelgroße, bereits gekochte Kartoffeln (etwa 150 g)

Zubereitungszeit 15–20 min
(bei vorgekochten Kartoffeln)

1 Den Spargel waschen, holzige Enden abschneiden, nicht schälen. In simmerndes oder leicht köchelndes Salzwasser geben und 10 Minuten ziehen lassen. Den Sauerrahm mit dem Schnittlauch und dem Meersalz nach Geschmack verrühren.

2 Den Spargel auf einem Teller anrichten. Die Soße darübergeben, die Kartoffeln schälen und um den Spargel legen.

Tipp *Es kann auch weißer Spargel verwendet werden, dieser muss dann allerdings geschält werden.*

Champignonsalat mit Kürbiskernen

Für 1 Portion

300 g Champignons
2 TL frisch gepresster Zitronensaft
1 EL kalt gepresstes Rapsöl
Meersalz
1 EL Kürbiskerne
1 Scheibe Vollkornbrot (40 g)

Zubereitungszeit 10 min

1 Die Pilze putzen, in möglichst dünne Scheiben schneiden, mit dem Zitronensaft und dem Rapsöl vermischen und salzen.

2 Die Kürbiskerne in einer Pfanne ohne Öl kurz rösten. Über den Salat geben, dazu das Brot servieren.

Ernährungs+ *Die Pilze, die Kürbiskerne und das Vollkornbrot decken den Tagesbedarf an Vitamin B2. Dieses Vitamin unterstützt das Immunsystem, bietet Schutz für die Nervenzellen und fördert die Energiegewinnung in der Körperzelle.*

Sachregister

Rezeptregister

1. Auflage 2014

Hinweise

Die Ratschläge/Informationen in diesem Buch sind von Autorin und Verlag sorgfältig erwogen und geprüft. Dennoch kann eine Garantie nicht übernommen werden. Eine Haftung der Autorin bzw. des Verlags und seiner Beauftragten für Personen-, Sach- und Vermögensschäden ist ausgeschlossen.

Die Verlagsgruppe Random House weist ausdrücklich darauf hin, dass bei Links im Buch zum Zeitpunkt der Linksetzung keine illegalen Inhalte auf den verlinkten Seiten erkennbar waren. Auf die aktuelle und zukünftige Gestaltung, die Inhalte oder die Urheberschaft der verlinkten Seiten hat der Verlag keinerlei Einfluss. Deshalb distanziert sich die Verlagsgruppe hiermit ausdrücklich von allen Inhalten der verlinkten Seiten, die nach der Linksetzung verändert wurden und übernimmt für diese keine Haftung.

Bildnachweis

Foodfotos und Requisitenstyling: Maike Jessen, www.maikejessen.de

Foodstyling: Sarah Trenkle, Pia Westermann

mit Ausnahme von: Getty Images, München: 31 (amana images), 33 (Tetraimages/RF); Jahreszeiten Verlag, Hamburg: 2 (Annette Falck), 18 (Jan Brettschneider); Jump Fotoagentur, Hamburg: 7 (Reinke Productions), 63, 71 (Annette Falck); Plainpicture, Hamburg: 59 (Cultura/James Darell), 60 (Zenshui/Frederic Cirou), 74 (amanaimages); Shutterstock: 10 (pick), 12 (Minerva Studio), 15 (Edyta Pawlowska), 16 (lola1960), 25 (Alliance), 39 (Zigzag Mountain Art), 42 (Elena Shashkina), 49 (C-PROD), 50 (alexpro9500), 51 (Jag_cz), 55 (wavebreakmedia), 65 (Stokkete), 67 (matka_Wariatka), 68 (zirconicusso), 69 (vanillaechoes), 75 (Monkey Business Images)

Impressum

Redaktionsleitung: Silke Kirsch
Projektleitung: Sonya Mayer
Layoutgestaltung: Grafikdesign Hansen – Jan-Dirk Hansen, München
Redaktion, Producing und Satz: imprint, Zusmarshausen
Bildredaktion: Tanja Zielezniak
Korrektorat: Regina Wiesmaier, Erding
Umschlaggestaltung: Zeichenpool, München
Reproduktion: Regg Media GmbH, München
Druck und Verarbeitung: Alcione, Lavis (Trento)

Printed in Italy

FSC® www.fsc.org MIX Papier aus verantwortungsvollen Quellen FSC® C021956

Verlagsgruppe Random House FSC® N001967

Das für dieses Buch verwendete FSC®-zertifizierte Papier *Profimatt* liefert Sappi Ehingen.

ISBN 978-3-517-09314-7